常见骨伤科疾病
中医针灸推拿诊治辑要

李　海　主编

中国纺织出版社有限公司

图书在版编目（CIP）数据

常见骨伤科疾病中医针灸推拿诊治辑要 / 李海主编
. -- 北京 : 中国纺织出版社有限公司, 2019.11（2023.5 重印）
ISBN 978-7-5180-6814-2

Ⅰ . ①常… Ⅱ . ①李… Ⅲ . ①骨损伤—针灸疗法②骨
损伤—推拿 Ⅳ . ①R246.2②R244.15

中国版本图书馆CIP数据核字（2019）第228036号

策划编辑：樊雅莉　　　责任校对：寇晨晨　　　责任印制：王艳丽

中国纺织出版社有限公司出版发行

地址：北京市朝阳区百子湾东里A407号楼　邮政编码：100124

销售电话：010—67004422　传真：010—87155801

http://www.c-textilep.com

中国纺织出版社天猫旗舰店

官方微博http://weibo.com/2119887771

大厂回族自治县益利印刷有限公司印刷　　　各地新华书店经销

2019年11月第1版　2023年5月第6次印刷

开本：710 × 1000　1/16　印张：10.5

字数：202千字　定价：68.00元

凡购本书，如有缺页、倒页、脱页，由本社图书营销中心调换

前　言

　　针灸、推拿历史悠久，源远流长，是中国文化之瑰宝。为充分展示现代中医针灸推拿技术的优势与特色，全面系统地总结现代中医临床诊治的新理论、新经验、新成果，使之得到更广泛的推广和应用，编写了《常见骨伤科疾病中医针灸推拿诊治辑要》一书。

　　本书以骨伤科疾病的基础理论为指导，较为详细地阐述了中医针灸推拿技术在骨科常见疾病治疗方面的新进展、新理论，具体包括颈部伤病、肩部伤病、胸腰部伤病、髋部伤病、脊柱伤病及四肢关节伤病的针灸推拿知识，内容具体翔实，实用性强。适用于各级医院中医骨科医师、实习医师学习参考。

　　由于编写经验不足，加之编写时间有限，书中恐有不当之处，祈望读者不吝赐教，以备再版时予以订正，谨致谢意！

编　者
2019 年 9 月

目 录

第一章 针灸治疗基础 ……………………………………………（ 1 ）

第一节 针灸治疗概述 …………………………………………（ 1 ）

第二节 针刺注意事项 …………………………………………（ 9 ）

第二章 推拿治疗基础 ……………………………………………（ 11 ）

第一节 推拿诊疗的技术特点 …………………………………（ 11 ）

第二节 推拿治疗的基本要求 …………………………………（ 16 ）

第三节 推拿治疗的适应证与禁忌证 …………………………（ 19 ）

第三章 颈部伤病 …………………………………………………（ 21 ）

第一节 颈椎小关节紊乱 ………………………………………（ 21 ）

第二节 落枕 ……………………………………………………（ 27 ）

第三节 颈椎病 …………………………………………………（ 36 ）

第四节 颈椎间盘突出症 ………………………………………（ 55 ）

第四章 肩部伤病 …………………………………………………（ 67 ）

第一节 冈上肌腱炎 ……………………………………………（ 67 ）

第二节 肱二头肌长头肌腱炎 …………………………………（ 70 ）

第三节 肩关节周围炎 …………………………………………（ 75 ）

第五章 胸腰部伤病 ………………………………………………（ 89 ）

第一节 胸胁迸伤(岔气) ………………………………………（ 89 ）

第二节 急性腰扭伤 ……………………………………………（ 92 ）

第三节 慢性腰劳损 ……………………………………………（104）

第七章 髋部伤病 …………………………………………………（112）

第一节 臀上皮神经炎 …………………………………………（112）

第二节 梨状肌综合征 …………………………………………（120）

第三节 髋关节滑囊炎 …………………………………………（131）

第八章　脊柱伤病 ···（136）

　　第一节　脊椎小关节紊乱 ···（136）

　　第二节　特发性脊柱侧弯 ···（140）

　　第三节　强直性脊柱炎 ···（145）

第九章　四肢关节伤病 ···（151）

　　第一节　肱骨外上髁炎 ···（151）

　　第二节　桡骨茎突狭窄性腱鞘炎 ································（154）

　　第三节　腕关节扭伤 ···（157）

参考文献 ··（161）

第一章 针灸治疗基础

第一节 针灸治疗概述

一、针灸疗法概述

针法和灸法是两种不同的医疗方法。针法是用针刺入人体;灸法是用热力熏灼皮肤,作用途径都是通过腧穴作用于经络脏腑,以调解人体营卫气血,从而达到扶正祛邪、治疗疾病的目的。

两种疗法的特点:针刺,属于机械性的刺激;灸法则属于温热性的刺激。因而有人主张针法偏于泻,多用于实证、热证。灸法偏于补,多用于虚证、寒证。虽有上述区别,实际临床应用不能截然分开,因为针刺通过运用手法,亦有补有泻,所以二者既可单独应用,又可结合应用。《灵枢·官能》说:"针所不为,灸之所宜",说明两者在治疗作用上可以互相补充以及灸法的重要性,故临床将针法和灸法简称针灸疗法。我国应用针灸治病已有几千年的历史,近代对针灸工具及其应用也有了很大的发展,在经络腧穴的基础上,结合现代科学知识,形成多种新的针灸疗法,这样更加丰富了针灸疗法的内容。

二、针灸疗法的内容

1.针刺法

是采用适当的针具,刺入人体的腧穴,运用不同的手法以防治疾病的一种方法。所用的针具有毫针、皮肤针、皮内针、三棱针等,以毫针最为常用。

2.灸法

是采用以艾绒为主要材料制成的艾炷或艾条,点燃后熏灼腧穴来防治疾病的一种方法。临床上灸法常与针法配合应用,故合称"针灸"。

3.拔罐法

是以罐为工具,利用燃烧排出罐内空气,造成负压,使罐吸附于施术部位,造成瘀血现象的一种疗法。拔罐法在古代称为"角法",罐多用牲畜的角制成,作外科排脓之用。随着医疗实践的不断发展,火罐的质料已大为改进,使用方法也有所发展,治疗范围也有所扩大。由于拔罐法操作简单,治疗效果较好,因此,受到广大群众的重视和应用,并可作为针灸疗法的重要辅助方法。

4.其他方法

如穴位注射法、埋线法、割治法、挑治法等。

三、针灸的治疗作用

1.调和阴阳

在正常情况下,人体阴阳处于相对平衡状态,保持人体中各组织、器官、脏腑的正常生理功能。若人体的阴阳失去平衡,发生偏盛或偏衰,就会发生疾病,进而阴阳分离,人的生命也就停止了。既然阴阳失调是疾病发生发展的根本原因,因此调理阴阳,使失调的阴阳向着协调方面转化,恢复阴阳的相对平衡,就是治疗的关键所在。

针灸的治疗作用首先在于调和阴阳,正如《灵枢·根结》所说:"用针之要,在于知调阴与阳,调阴与阳,精气乃光,合形与气,使神内藏。"这就是说针灸治病的关键在于调节阴阳的偏胜与偏衰,使机体阴阳调和,保持精气充沛,形气相合,神气内存。针灸调和阴阳的作用,基本上是通过经络、腧穴配伍和针刺手法来实现的。如胃火炽盛引起的牙痛,属阳热偏盛,治宜清泻胃火,取足阳明胃经穴内庭,针刺泻法,以清泻胃热。寒邪伤胃引起的胃痛,属阴邪偏盛,治宜温中散寒,取足阳明胃经穴足三里和胃之募穴中脘,针用泻法,并灸,以温散寒邪。肾阴不足,肝阳上亢引起的眩晕,属阴虚阳亢证。本着"阳病治阴,阴病治阳"的原则,治宜滋阴潜阳,取足少阴经穴太溪,补之;取足厥阴肝经穴行间,泻之,以协调阴阳。此外,由于阴阳之间呈相互化生、相互影响的关系,故治阴应顾及阳,治阳应顾及阴,所以又有"从阴引阳,从阳引阴"等方法。这些方法的核心仍是调和阴阳。现代大量的临床观察和实验研究也已经充分证明,针灸对各个器官组织的功能活动均有明显的调整作用,特别是在病理状态下,这种调节作用更为明显。一般说对于亢进的、兴奋的,痉挛状态的组织器官有抑制作用,而对于虚弱的、抑制的、弛缓的组织器官有兴奋作用。这种调节是良性的、双向的。这就是针灸能治疗多种疾病的基本原因之一。如果将组织器官的病理失调与阴阳理论联系起来,均可用阴阳解释,所以说针灸调节病理性失调,也就是调节阴阳失调。

2.扶正祛邪

疾病的发生,关系到人体正气和致病因素(邪气)两个方面。所谓正气,即是指人体的功能活动和其抗病能力。所谓邪气,是与正气相对而言,即泛指对人体有害的各种致病因素,如外感六淫、痰饮、瘀血和食积等。当人体的正气不足以抵御外邪,或病邪侵袭人体的力量超过了人体的正气时,即可发生疾病。

疾病的过程,就是邪正相争的过程,治疗疾病就是要扶助正气,祛除邪气,改变正邪双方的力量对比,使之向有利于痊愈的方面转化。

针灸具有扶正祛邪作用,具体表现为补虚泻实。针灸的补虚泻实体现在三个方面:一是刺灸法,如艾灸多用于补虚,刺血多用于泻实。二是针刺手法,古今医家已总结出多种补泻手法。三是腧穴配伍,长期大量临床经验,不少腧穴的补泻作用各异,如膏肓、气海、关元、足三里、命门等穴,有补的作用,多在扶正时应用;而十宣、中极、水沟,有泻的作用,多在祛邪时应用。现代临床实践和实验研究证明针灸能够增强机体的免疫功能,抵抗各种致病因素的侵袭,而这种作用与中医的"扶正祛邪"相似。

3.疏通经络

经络是人体气血运行的通路,气血乃人体生命活动的物质基础。气血赖经络之通路运行输布全身,使人体各部获得濡养,维持正常的生命活动。经络通畅,气血运行输布正常,人体就健康,即"通则不痛"。如果经络阻滞不畅,气血不能正常运行输布,就会发生疾病。针灸具有疏通经络、调和气血的作用,例如风寒、湿浊之邪入侵,导致经络痹阻,气血失和,就会患肩痹或心痹等疾病,即"不通则病"。但可以运用针灸蠲痹通络、恢复"通则不痛",达到治愈疾病之目的。《灵枢·九针十二原》载:"欲以微针通其经脉,调其血气。"说明针灸具有通经脉,调血气的作用。

四、针灸治疗的适用范围

针灸防治疾病的适用范围,是针灸临床必须首先明确的。针灸具有调和阴阳,扶正祛邪,疏通经络的作用。现代针灸研究证明,针灸可以调节生理功能、调节免疫功能和镇痛抗炎,以此分析针灸可治的疾病是比较广泛的。从文献记载和临床实际综合分析,针灸防治疾病可以归纳为三类,即:主治病证,协治病证,研究病证。

1.主治病证

这是指单独运用针灸,或以针灸为主,适当辅以其他疗法(推拿、药物等)可以治愈或显效的病证。这类病证是比较多的,急症以及内、妇、儿、外伤、五官等科的常见病证,极大部分均可以针灸作为主治方法。一般来说,功能性疾病疗效好,器质性疾病疗效较差或无效。

2.协治病证

这是指以其他疗法为主(如药物、手术等),但配合针灸可起协治作用、提高疗效。例如,某些病证,其原发病不能用针灸主治,但用针灸解除或减轻其疼痛还是有作用的。

3.研究病证

这是指目前用中西医各种疗法均无疗效,或疗效很不理想的一些病证,可采用针灸方法进行防治研究。

五、针灸治疗原则

针灸治疗原则是运用针灸治疗疾病所遵循的基本准则,对确立适当的针灸治疗方案具有指导意义。把握针灸的治疗原则,可以在治疗过程中更为灵活运用各种治疗方法而不失其宗旨。根据中医治疗基本原则,结合针灸治疗疾病的具体实践,可将针灸治疗原则归纳为补虚泻实、清热温寒、标本缓急、三因治宜等。

(一)补虚泻实

补虚指扶助正气,泻实指祛除邪气。《素问·通评虚实论》说:"邪气盛则实,精气夺则虚。"指出正气不足为"虚",邪气盛为"实"。《灵枢·经脉》说:"盛则泻之,虚则补之……陷下则灸之,不盛不虚以经取之。"提出了虚则补,实则泻的正治法则,这是针灸补泻的基本原则。

1.补虚

"虚则补之"是指虚证采用补法治疗。针刺补法主要通过针刺手法的补法结合腧穴特性和配伍来实现。如某脏虚,可在其背俞穴、原穴施行针刺补法达到补益本脏的目的。此外,正气不足时可选用具有强壮作用的腧穴,如关元、足三里、气海等。此外,还可根据五腧穴对应五行的特点,结合五行之间生克制化的关系,采用"虚则补其母"的方法,如某脏腑的虚证可选用本经母穴、表里经母穴或母经母穴进行补益。另外,虚证中的陷下证候多由于气虚尤其是阳气不足引起,用灸法可温补阳气,从而升提举陷,如脱肛灸百会等。

2.泻实

"实则泻之",指实证采用泻法治疗。针刺泻法主要通过针刺手法的泻法结合腧穴特性和配伍应用来实现。如胃实热证,可在胃经荥穴内庭运用针刺泻法起到祛邪的作用。还可根据五腧穴对应五行的特点,结合五行之间生克制化的关系,"实则泻其子",如某脏腑实证可选用本经子穴、表里经子穴或子经子穴以泻实。对于络脉淤阻之类的血瘀症,可以选取膈俞、曲泽、委中等穴,采用三棱针点刺出血的方法,或加拔火罐,直接去除瘀血,达到活血化瘀的目的。

临床中关于补和泻的内容是很丰富的,如配穴内容有全补,全泻或补多泻少,补少泻多;对施术部位的选择有上补下泻,上泻下补,左补右泻,左泻右补;在施术过程中有纯补纯泻,也有先补后泻和先泻后补。另外,还可结合气血营卫运行与天时相应,天气时运盛则泻,反之则补。由于疾病的临床证候复杂多变,有时为虚实错杂,故补泻兼施为临床所常用。除补虚与泻实并重外,还应根据虚实程度及轻重缓急决定补泻的多少先后。

(二)清热温寒

"清热"指热性病证治疗用"清"法;"温寒"指寒性病证治疗用"温"法。《灵枢·经脉》说:"热则疾之,寒则留之。"这是针对热证和寒证制定的"清热"和"温寒"的治疗原则。

1.清热

清热是用针灸疏风散寒、清热解毒、开窍的一种治疗方法,适用于热证,与治热以寒的意义一致。清、寒、疾等均属清法范畴。临床常用有以下几种。

(1)疏风散热:取大椎或风府、风池、身柱、肺俞,用三棱针刺出血,合谷、列缺针用泻法,主治风热感冒、咳嗽、脉浮数有力的表热证。

(2)清热开窍:取百会、人中、承浆、十宣,点刺法出血,用泻法,以治疗中风窍闭、中暑昏迷、小儿惊厥、热极神昏、痰迷心窍、精神失常等热盛窍闭之证。

(3)清热解毒:取大椎、颊车、翳风、合谷,针用泻法,取少商、商阳点刺出血,以治疗痄腮、咽喉肿痛、口舌生疮等温毒热证。

(4)清泄里热:根据热在何脏腑,取本经之井穴或荥穴,用毫针点刺出血,以治疗五脏六腑之热证。

此外,"热则疾之"指热性病证的治疗原则是浅刺疾出或点刺出血,快速进针,快速出针,不留针。如邪热在表,或热闭清窍导致昏厥等,应浅刺而疾出,可用三棱针在大椎或十二井穴点刺出血,则有清泄热毒、醒神开窍的功效。

2.温寒

温寒是指用针灸温养阳气,温经通络,回阳固脱的一种治疗方法,适用于寒证,与治寒以热的意义一致。热、温、留、灸、火、熨,皆属温法范畴,临床常用有以下几种。

（1）温经通络：根据寒邪所在部位，循经取穴，针用补法，留针；或用温针，针后加灸，使其产生热感，主治瘫痪、痿软，风湿痹痛等病证。

（2）温中散寒：取上脘、中脘、下脘、梁门、建里、足三里，针用补法，留针，或针后加灸，使其产生热感，以治疗胃脘隐痛得温则减、消化不良、脉沉迟之胃寒证。

（3）回阳固脱：取关元、神阙用灸法，时间宜长，用以治疗目合口张、手撒尿遗、四肢厥冷、脉象微弱的元阳欲脱之证。

其中，"寒则留之"指寒性病证的治疗原则是深刺而久留针。如寒邪内生之疾，针刺应深且多留针，并可加用艾灸以温散寒邪。此外，治疗热证还可用"透天凉"法；治疗寒证可用"烧山火"法。

（三）标本缓急

标与本是相对的概念，指在疾病的发展变化中各种矛盾的主次关系。标本含义颇广，可以说明疾病过程中各矛盾的本末、主次、先后关系。从病变部位来说，内为本，外为标；从邪正双方来说，正气为本，邪气为标；从病因与症状来说，病因为本，症状为标，从疾病来说原发病为本，继发病为标。《素问·标本病传论》曰："知标本者，万举万当，不知标本，是谓妄行。"在针灸治疗中，要根据临床实践情况，处理好治标与治本的关系，确立相应的治疗原则。

《素问·阴阳应象大论》曰"治病必求其本"，这是在大多数情况下治疗疾病所要坚持的基本原则。治病求本，就是针对疾病的根本原因进行治疗。临床症状只是疾病反映于外的现象，治疗要经过辨证，确立证型，最终找到疾病的本质给以相应的治疗。

1.治病求本

这是针对疾病的本质进行治疗。运用这一治则的关键在于抓住疾病的根本原因，例如外感风寒引起发热，风寒是病之本，发热是病之标。此时用祛风散寒的治法以解其表则热可自退，内伤病阴虚发热，阴虚是其本，发热是病之标，此时用补阴的治法，则虚热亦可自退。其他也有根据症状出现的先后而分标本的。例如梅尼埃病所表现的眩晕引起呕吐，眩晕是本，呕吐是标，应先治眩晕，可刺风池、印堂或神庭等穴，眩晕控制则呕吐也往往随之而止。反之神经性呕吐，病先呕吐，难进饮食引起眩晕。就应先治呕吐，可刺内关、中脘、足三里等穴，待吐止则眩晕也可随之而愈。

2.急则治标

在某些特殊情况下，标病甚急，如不及时处理就可危及生命或影响疾病的治疗，此时治本不能救其急，应根据急则治其标的原则。例如中风闭证，论其病因多数由于年老肾阴亏耗、肝阳上扰巅顶而发病,但此时病势危急,应当用醒脑开窍法,刺十宣、水沟、百会等穴,先治其标,待神志清醒,再调补肝肾、疏通经络以治其本。又例如支气管哮喘发作时,痰涎上涌气道,呼吸困难,此时也应先治其标。用豁痰平喘法刺列缺、丰隆、天突、膻中等穴,待哮喘平息后,再调补肺肾或脾胃,以治其本。

3.缓则治本

如果标病并不急迫,则应遵循“治病求本”的基本原则,以治本病为先。如外感风寒引起的咳嗽,病因风寒为本,症状咳嗽为标,可针刺大椎、风池、列缺以疏风散寒治其本,风寒去则咳嗽自愈。再如妇女更年期综合征,多数是肝肾阴亏所引起,肾水亏不能涵养肝木,就容易肝阳上亢或肝火上炎,一般应当用缓则治其本的治则补益肝肾以潜其阳,可针刺补复溜、三阴交、关元、肾俞、太冲等穴。

4.标本同治

病有标本缓急,所以治有先后,但当标病与本病处于俱缓或俱急的状态时,可采用标本同治法。《素问·标本病传论》曰:“间者并行”,指在标病与本病并重的情况下,宜标本同治。疾病在发展过程中出现标本并重的局面,就应当标本同治。例如原发性高血压,如属于肾阴虚、肝阳亢,症见眩晕、头痛且重并有漂浮感、耳鸣健忘、心悸失眠、舌质红、苔薄白或薄黄、脉弦细而数,可针太溪、照海、肾俞等穴补肾以治其本,同时针太冲、行间、风池等穴泻肝以治其标。另外,外感病中病邪由表传里出现表里同病,例如感受寒邪引起发热、腹泻,此时在针泻合谷、曲池,清热以解其表的同时针泻天枢、上巨虚以清其里。这种表里同治,也属于标本同治的范畴。

(四)三因制宜

中医学整体观念认为人与自然界是统一的整体,自然界季节、地理环境等的变化与不同会直接影响到人,所以在疾病的治疗过程中也要充分考虑这些因素。同时,人的个体差异也需要在治疗方法上因人而异。三因制宜是指因时、因地、因人制宜,即根据季节(包括时辰)、地理和治疗对象的不同情况而制定适宜的治疗方法。三因制宜主要是说在针灸治疗中不能孤立地看待疾病,要看到人的整体及个体差异;人与自然有不可分割的关系,将其作为一个统一整体进行分析,只有这样,才能收到较好的治疗效果。

1.因时制宜

主要指在针灸治疗过程中,需根据患者所处的季节与时辰运用相应的治疗方案,因为四时气候的变化对人体的生理功能和病理变化有一定的影响。春夏之季,阳气升发,人体气血趋向体表,病邪伤人多在浅表;秋冬之季,阴气渐盛,人体气血潜藏于内,病邪伤人多在深部。在治疗上宜春夏浅刺,秋冬深刺。同时,历代医家根据人体气血流注盛衰与一日不同时辰相应变化规律,创立子午流注针法、灵龟八法、飞腾八法等择时取穴治疗疾病的时间针法。另一方面,因时制宜还包括根据病情选择有效的治疗时机。如疟疾多在发作前2～3小时针刺,痛经一般在月经来潮前开始针刺才能取得较好的治疗效果,等等。

2.因地制宜

指根据不同的地理环境特点制定合适的治疗方法。由于地理环境、气候条件和生活习惯的不同,人体的生理活动和病理特点也不尽相同,这样其治疗方法也有差异。《素问·异法方宜论》指出:"北方者……其地高陵居,风寒冰冽,其民乐野处而乳食,藏寒生满病,其治宜灸焫。南方者……其地下,水土弱,雾露之所聚也,其民嗜酸而食,故其民皆致理而赤色,其病挛痹,其治宜微针。"即地高气寒之地,用灸法较多;温暖潮湿之所,多用毫针。

3.因人制宜

指根据患者的性别、年龄、体质等的不同特点进行针灸选穴的原则。人的体质有强有弱,有的偏寒,有的偏热,对针刺的耐受各不相同,需要针刺时加以区别。男女性别不同,各有其生理特点,尤其是对于妇女患者经期、怀孕、产后等情况,治疗时需加以考虑。从年龄上看,老年人气血衰少,生理功能减退,不宜强刺激,壮年气血旺盛,皮肤坚固,可深刺久留针,小儿气血未充,脏腑娇嫩,宜浅刺不留针。《灵枢·逆顺肥瘦》曰:"年质壮大,血气充盈,肤革坚固,因加以邪,刺此者,深而留之……婴儿者,其肉脆血少气弱,刺此者,以毫针,浅刺而疾发针,日再可也。"患者的个体差异是决定针灸治疗方法的重要因素,如体质虚弱、皮肤薄嫩、对针刺敏感者,针刺手法宜轻;体质强壮、皮肤粗厚、针感较迟钝者,针刺手法较重。

(五)同病异治与异病同治

针灸治病是通过腧穴的主治、针灸的补泻操作来激发机体调节作用而取得效果的。但在运用各种治法前还须掌握同病异治与异病同治的原则。《素问·至真要大论》有"谨守病机,各司其属"之说。这就是"同病异治与异病同治"治则的理论依据。所谓同病异治即同一疾病用不同的方法治疗,异病同治即不同的疾病用同一方法治疗,这种治则是以中医学的病机异同为依据的。

1.同病异治

某些疾病,其受病部位和症状虽然相同,但病机却不同,所以在治则和治法上亦因之而异。同是胃病有病邪阻滞、肝气犯胃、脾胃虚寒和瘀血凝滞等不同病因病机,因此在治法上就有散寒止痛、消食导滞、疏肝理气、温补脾胃、祛瘀通络之异。例如:寒邪者,针用泻法留针,加大壮隔姜灸以逐寒邪,食滞者,针用泻法以导积滞;肝气郁滞者,平针法以疏肝理气;脾胃阳气不振者,针用补法、留针,用小壮温灸;胃痛日久入络、血瘀气滞者,针用泻法,以理气机、活血化瘀。

2.异病同治

有些疾病,其受病部位和症状虽然不同,但主要病机相同,就可采用同一方法治疗,例如肝胆气火上逆引起的头痛和肝胆气机阻滞的胁痛,尽管发病部位不同,但都属肝胆气机失调所致,所以都可以取手足厥阴经和手足少阳经的穴位和有关的募、俞穴,针用泻法以调其气机。其他如内脏下垂可发生于胃、肾、子宫、直肠等脏器,其部位和症状固然不同,但病机均属气虚下陷,因而在治疗时均可用补气升陷的治法。

第二节 针刺注意事项

由于人体生理功能状态和生活环境条件等因素各有不同,故在针刺治病时,应注意以下几个方面。

(1)患者在过于饥饿、疲劳、精神过度紧张时,不宜立即进行针刺。对于身体瘦弱、气虚血亏的患者,针刺时手法不宜过强,并应尽量选用卧位。

(2)妇女怀孕3个月,不宜针刺其小腹部的腧穴。若怀孕3个月以上,其腹部、腰骶部腧穴也不宜针刺。至于三阴交、合谷、昆仑、至阴等一些通经活血的腧穴,在怀孕期亦应禁刺。如妇女行经期,若非为了调经,亦不应针刺。

(3)小儿囟门未闭时,头顶部的腧穴不宜针刺。

(4)若有自发性出血,或损伤后出血不止者,不宜针刺。

(5)皮肤有感染、溃疡、瘢痕或肿瘤的部位,不宜针刺。

(6)对胸、胁、腰、背部脏腑所居之处的腧穴,不宜直刺、深刺,肝脾肿大、心脏扩大、肺气肿等患者更应注意。如刺胸、背、腋、胁、缺盆等部位的腧穴,若直刺过深,都有伤及肺脏的可能,使空气进入胸腔,导致创伤性气胸。轻者出现胸痛、胸闷,心慌、气短,呼吸不畅,严重者则有呼吸困难、心跳加快、发绀、出汗和血压下降等休克现象。体检时,患侧肋间隙变宽、胸部叩诊有过清音、肺泡呼吸音减弱或者消失,甚则气管向健侧移位,如气窜至皮下,可于患侧颈部和胸前出现捻发音。X线胸透检查可进一步确诊,并可发现漏气多少和肺组织受压的情况。有的病例,针刺当时并无明显异常现象,隔几小时后才逐渐出现胸痛、胸闷、呼吸困难等症状,对此应及时采取治疗措施。因此,医者在进行针刺过程中,精神必须高度集中,令患者选择适当的体位,严格掌握进针的深度、角度,以防止事故的发生。

(7)针刺眼区和项部的风府、哑门等穴和脊椎部的腧穴,要注意掌握一定的角度,不宜大幅度提插、捻转和长时间留针,以免伤及重要组织器官,产生严重的不良后果。

(8)对于尿潴留等患者,在针刺小腹部腧穴时,也应掌握适当的针刺方向、角度、深度等,以免误伤膀胱等器官出现意外事故。

第二章　推拿治疗基础

第一节　推拿诊疗的技术特点

一、诊疗思维特点

中医临床诊疗是一项系统工程,也是临床基本技能,是指医者在临床诊疗过程中,应用中医理论和四诊信息合参,分析和判断疾病发生的病因、发展规律、疾病的本质,制定治疗和预防疾病的原则以及处方用药、实施治疗过程中所表现的思维活动。主要包括临证思维、诊断思维和治疗思维。整体观念、辨证论治和动态平衡是中医学的核心理论,指导着中医诊疗的全过程。推拿是以手法为主要治疗手段的临床医学学科,诊疗思维有其自身的特点。

(一)推拿临证思维特点

1.症因相关

"有症必有因""症因要相关"是推拿临证思维的基本原则。症状和体征是疾病的外在表现,但是并不一定能反映其本质,有的甚至是假象,临床上必须要明察秋毫。一般而言,"因"是个性的,一种因只能产生一种或一组症;"症"是共性的,同一种症可由多种因所引起。因有主次之分,症有先后之序。一般情况下,主因与先症关系密切,在症状持续或反复的情况下,主、次因可相互交杂,互为因果;先、后症会交替反复,临床要仔细鉴别,关键是审症求因。临诊时必须做到"三细":一是细听,认真听患者诉说病情,全面了解疾病发生、发展的过程等,从"听"中掌握有效信息;二是细问,详细询问发病时间、症状前后与关系、诊断与治疗经过、症状变化情况等,从"问"中梳理出病证之因;三是细查,根据症状仔细做体征检查,对于脊柱源性病症,即使有明确的影像学报告,也要查体征,以辨别其因果关系,要善于在查体过程中应用诊断性治疗手法予以鉴别,从"查"中明确症与因的相关性,建立"有症必有因,无因不成症""症因要相关,无关非诊断"的临证思维。

2.辨经辨筋

辨证论治是将人体作为一个大系统来观察病因和人体抗病能力,是中医理论体系的精髓。推拿作为中医学的分支学科,要采用辨证论治的原则,是不言而喻的。但推拿治疗作为外治法,又不同于药物治疗,主要依靠手法直接作用于体表,对皮部、穴位、经络、经筋的刺激,产生经络感应,从而激发人体固有的调整和自愈能力来治疗疾病。治疗的效果不仅与手法的种类、压力的大小有关,更与手法刺激部位的选择存在密切的相关性。因此,推拿除必须遵循辨证论治原则外,还应根据自身规律重视辨经辨筋论治,仔细查询究竟病在何处,伤在何经(筋),再遵循循经取穴的原则,选择最合理有效的经络、穴位和经筋进行治疗,才能取得理想的治疗效果。如"腰背委中求"这句名言虽来自几百年的临床实践,但并非对所有的腰背痛都有良效,而只是对源自脊柱及脊柱附近的腰背痛有很好的治疗作用,对于源自腰背两旁的腰痛并无确切的效果。治疗腰三横突综合征时,选择足少阳胆经的穴位刺激疗效更明显,说明推拿辨经、辨筋诊断的重要性。

3.重视摸法

中医诊断依靠"望、闻、问、切"四诊合参,切诊包括切脉和触诊(又称摸诊、按诊),推拿尤其重视切诊。《医宗金鉴·正骨心法要旨》的"摸、接、端、提、按、摩、推、拿"正骨八法中,摸法为第一法,足以证明摸法的重要性。摸法是以诊断为主要目的的手法,通过医者之手触摸皮、肉、筋、骨、脉、脏腑等,动态、静态结合摸,尽悉皮、肉、筋、骨、脉、脏腑之异常,结合其他诊法,为明确诊断提供翔实的依据。至于摸法的技巧,要掌握"轻摸腠理,重摸骨,不轻不重摸筋肌"的要领。摸法具有双重作用,既为诊断提供可靠依据,也为治疗明确重点。

(二)推拿治疗思维特点

1.治因为先

《素问·阴阳应象大论》曰:"治病必求其本。""本"即本源,这里引申为病因。"治病求本"是中医治病的基本法则,告诫我们在临床错综复杂的症状中,要善于探求导致疾病的根本原因,针对病因采取行之有效的治疗方法,才是治病的正确之道。推拿治疗明确病因是前提,"治因为先"是关键,"因之不去,其症难消"。因此,"治因为先"是推拿治疗的基本原则。在推拿治疗实施过程中,对因治疗是上策,症因同治是中策,对症治疗为下策。

2.调整为主

调整是推拿治疗的特点和优势,通过调整阴阳、调整经络、调整脏腑、调整关节等,达到治愈和缓解症状的目的。推拿的这种调整作用是通过手法刺激穴位、经筋、皮部等经络系统,使经络系统对手法压力引起的感觉冲动传入,激活"应答"中枢,从而激发人体本身固有的调整能力,对局部和整体生命活动进行调整,改变阴阳的不平衡,流通气血,恢复脏腑的正常功能,从而治愈疾病。推拿的这种调整具有三方面的特点:一是双向调整的作用,适用于内、妇、儿、耳鼻喉科病证的推拿治疗。例如,对血压异常患者,既可使高血压降低,也可使低血压升高;同样,在腹部推拿,只要改变操作方向,既可有止泻作用,又可有通便作用;对妇科月经不调的治疗,既可调整月经先期,也可调整月经后期。二是调整筋骨关系作用,适用于脊柱及骨关节疾病的推拿治疗。既可通过整复关节治疗筋肌痉挛、疼痛,也可通过缓解筋肌痉挛调整关节错移,即"骨正筋自柔"和"筋柔骨自正"。三是形神俱调作用,体现在推拿治疗疾病的同时,对患者的身心情绪也有良好的调整。

二、推拿操作特点

1.自然疗法

推拿临床依靠医者的手法操作来消除病痛,缓解或治愈病证,具有低成本、无污染、消耗资源少、经济实用、疗效确切、无药物不良反应的优点,是一种绿色、低碳的治疗技术,便于推广使用。

2.物理学原理

推拿是最早应用物理学原理的中医外治法。推拿手法操作完全符合生物力学和人类工程学的基本原理,用最小的作用力达到最大的效果,使力的使用趋于完美。推拿操作过程中,既强调功力到位(作用力的方向与大小)、深透(作用力的层次与时间),使功力与技巧完美结合;又强调让患者感受舒适,切忌蛮力。正如《医宗金鉴》所云:"法之所施,使患者不知其苦,方称为手法也。"

3.三个要素

手法作用点、作用力大小、作用力方向是推拿操作必须具备的三个要素,也是推拿疗效好坏的关键。手法作用点必须与疾病症结所在和治疗重点部位相符合;手法作用力大小必须与解决疾病症结所需的手法力度和患者的承受度相符合,使力达病所;作用力方向必须与疾病症结所在部位和人体解剖结构相符合。

4.诊治并用

推拿除诊断必须的摸诊之外,还有随治而诊的特点。推拿在治疗过程中,对手下触摸到的阳性体征、病理改变,如筋结、痉挛、条索状物,可随时修正诊断,调整手法操作,具有诊治并用的优点,正如《医宗金鉴》中指出:"一旦临证,机触于外,巧生于内,手随心转,法从手出。"使治疗部位更明确,治疗重点更突出,治疗效果更满意。

5.内病外治

《素问·举痛论》曰:"寒气客于背俞之脉则脉泣,脉泣则血虚,血虚则痛,其俞注于心,故相应而痛。按之则热气至,热气至则痛止也。"这段文字揭示了"有诸内,必形诸外"的理论,提示一是通过外部的触摸可以诊断内在脏腑病变;二是阐明了脏腑疾患与脊柱相关;三是通过外部推拿、按揉的方法治疗内在脏腑病证。推拿临床上,按揉胸椎7~胸椎9左侧椎旁能速止胃痛,与"寒气客于胃肠之间,膜原之下……故按之痛止"吻合。调整胸12~腰1后关节可以缓解小腹胀,证明通过推拿可以治疗脏腑病证。

6.膏摩结合

手法结合膏摩的应用是推拿治疗的特色。膏摩始见于《金匮要略》记载的"头风摩膏",晋代《刘涓子鬼遗方》记载"以膏摩腹"治难产,宋代《太平圣惠方》载有膏摩方23种,明代《普济方》载有近百种,治疗范围涉及9个部位、脏腑27个病证。遗憾的是,近代以来膏摩技术严重缺失,有必要进一步研究弘扬。

7.适应证广

推拿治疗适用范围非常广,几乎涵盖内、外、妇、儿、伤、耳、鼻、喉、眼临床各科。既有治疗作用,又有预防、保健、康复作用。

8.稳准巧快

"稳、准、巧、快"是脊柱类病证的整复类手法操作特点。《伤科汇纂·卷三·上髎歌诀·整背腰骨歌诀》曰:"腰因挫闪身难动,背或伛偻骨不平。大抵脊筋离出位,至于骨缝裂开㾟。将筋按捺归原处,筋若宽舒病体轻。"《圣济总录》指出:骨错缝的治疗应以手法"复还枢纽"。

(1)所谓"稳":一是手法操作要心中有底,毫不犹豫;二是充分考虑手法的安全性;三是用力要稳,两手动作配合要协调;四是不强求整复时的"咔嚓"声响。

(2)所谓"准":一是诊断要明确,有手法整复指征;二是定位要准确;三是作用力点要精确;四是发力时机要恰当。

(3)所谓"巧":一是要用巧劲,有"四两拨千斤"之势,不可用蛮劲、盲劲;二是强调巧用力学原理,以柔克刚,不可用暴力,不可强拉硬扳;三是顺应脊柱自身的生理功能,根据其结构特征、活动范围、活动方向及其特点来实施操作。

（4）所谓"快"：一是强调手指固定的支点、整复作用的应力点及脊柱屈伸或旋转角度支点，三点集中在整复的关节或节段时，用"寸劲"快速发力；二是强调手法"疾发疾收"，见效即收，要求发力的距离不宜过长，完成整复后要放松，防止关节被卡交锁。

三、推拿层次特点

1.推拿作用层次分类

推拿治病是通过手法做功的形式来实现的，"深透"是推拿做功的基本要求。人体构成由外而内依次为皮部、络脉、经脉、经筋、肉和骨，这与现代解剖学的认识相似，皮肤、皮下组织、肌肉和骨组织构建了人体的基本框架，神经和血管穿行其中。人的一切生命活动和生理功能，是以此框架组织完整及功能正常为基础的。当疾病发生时，其病位有深浅之分，病有新旧之别，症有顽固与否。推拿治疗时根据病位深浅、病之新旧、症之顽固分为手法最佳作用层次、次要作用层次、辅助作用层次、不适宜作用层次等。所谓"力达病所"，就是要求手法切中病位，作用于最佳作用层次，手法刺激量不在于大小深浅，"中病即止"，疗效就好；反之，作用于次要作用层次、辅助作用层次，疗效就差。如作用于不适宜作用层次，有可能引发各种干扰反应，最终达不到好的疗效，甚至发生推拿意外。

2.不同手法与作用层次

推拿手法直接作用于人体，其深透程度如何，医者可根据手法选择、用力大小、接触面积、用力方向、作用时间等来控制；组织接受手法作用力，如何产生相适应的生物效应以达到良好疗效，是由手法"深透"到的不同层次组织的生物特性所决定的。

同一种手法在操作时，通过调整力量、接触面积、操作时间等，可以作用到不同的层次。一指禅推拿流派有"平浅深陷"四劲之别，平劲手法刺激量最轻，仅作用于皮肤；浅劲手法刺激量介于平劲与深劲之间，作用于肌肉；深劲手法刺激量较重，作用于筋骨；陷劲手法刺激量最大，作用于骨关节及深层。

不同的手法操作形式，其基本操作所作用到的层次也不同。一般来说，作用于表层（皮部）的手法是摩法、推法、擦法等；作用于浅层（络脉）的手法，有揉法、捻法等；作用于深层（经脉、经筋）的手法包括㨰法、一指禅推法、按法、拿法、搓法、弹拨法等；而运动关节类手法，如拔伸法、摇法、扳法、抖法等，能作用到骨与关节。当然，手法在具体操作时，变化很多，所能达到的层次有可能比较模糊，但随着研究水平的不断提高,这一认识将会变得更清晰明了。

3.手法作用层次的原则

(1)根据病变部位应用原则:手法作用的层次和部位是由病变症结大小、部位深浅、牵涉范围大小以及期望所取得的疗效来决定的。凡病变部位小,手法作用范围宜小不宜大;病变部位大,手法作用范围宜大不宜小;病变部位深,手法作用范围宜深不宜浅;病变部位浅,手法作用范围宜浅不宜深。

(2)根据损伤程度应用原则:《医宗金鉴》曰:"或有骨节间微有错落不合缝者,是伤虽平,而气血之流未畅……唯宜推拿,以通经络气血也。"手法种类的选择则由损伤程度决定。凡属损伤部位较浅表的,手法作用以平面用力为主;损伤部位较深的,手法作用以平面用力和垂直用力兼用;损伤部位深层的,手法作用以垂直用力为主;损伤部位在骨缝关节内的,手法作用以斜向用力为主;损伤伴有关节错缝的,手法作用以理筋整复为主。

第二节　推拿治疗的基本要求

一、对医师的基本要求

(1)仪表端正,热情大方,接待患者有礼有节,不卑不亢;推拿操作掌握分寸,落落大方。

(2)注意个人卫生,推拿操作结束要洗手,尤其是做擦法操作后或在足部操作后;不宜浓妆艳抹;要勤剪指甲,以免指甲过长或有分叉,刺痛患者或伤皮出血等。

(3)推拿操作时不宜戴手表、戒指、手链及其他饰物,以免擦伤患者皮肤或钩破衣服。

(4)站立操作时应含胸拔背,蓄腹收臀,两腿呈丁字步或呈弓步姿势,通过胯部的扭转来调节适合推拿操作的姿势,脚步不宜过多移动,以免显得杂乱无序。

(5)推拿操作时要保持精神饱满、集中,身心放松,使患者在轻松的环境下接受推拿治疗。

(6)要掌握患者的心理,通过看、听及手下的触觉来体察患者的反应,推拿时如患者皱眉,发出"啧、啧"的声音,扭动体位回避手法刺激或手下感觉肌肉收紧等,表示可能手法刺激过重,应及时调整刺激强度。

(7)推拿时可通过交流沟通,及时了解患者的思想状况,做好心理疏导,帮助患者消除顾虑,树立战胜疾病的信心。

(8)当更换推拿手法时,要协调连贯,避免断续停顿,或忽轻忽重,忽快忽慢,使患者难以适应。

(9)给异性患者治疗时应有护士或第三方在场,治疗隐私部位或有较大风险时,应提前告知并获得患者同意,必要时需要签署书面同意书。

二、对患者的基本要求

(1)注意个人清洁卫生,衣服潮湿,或身上有汗时不宜操作,以免损伤皮肤。

(2)推拿治疗时应穿棉质衣裤,松紧要适宜,穿脱要方便;不宜穿奇装异服或过度暴露的衣服,不宜穿裙子、连衣裙推拿,以免影响推拿操作;不宜穿昂贵的衣料,以免损坏或污染。

(3)妥善保管好贵重物品,如钱包、戒指、手表、手链及其他首饰,以防失窃或损坏,造成经济损失。

(4)推拿前排空大、小便,以防中途硬忍或出现意想不到的事情。

(5)选择好合适的体位,以利于推拿操作,配合完成推拿治疗。

(6)需要做特殊手法操作时,应配合操作需要,如进行擦法操作时裸露部分要充分,以免污染衣服,或影响操作。

(7)过饥、过饱、过度疲劳时不宜推拿治疗;精神紧张、大汗淋漓、情绪不稳定时,不宜马上进行推拿,应待缓解后才能操作。

(8)在推拿过程中出现胸闷、心慌、心跳突然加快或减慢、出汗过多等异常情况,应立即告诉医生,以便立即停止推拿,采取相应措施。

三、对诊室环境的基本要求

(1)诊室内应有合理的空间和回旋余地,治疗床与治疗床之间不宜过度拥挤,以免妨碍推拿操作;卧姿治疗与坐姿治疗最好有独立的空间,以免相互影响。

(2)保持诊室内整齐清洁,尤其是诊疗台、治疗床、治疗椅上要收拾整洁,保持舒适的诊疗环境。

(3)推拿时要用治疗巾,避免不文明操作。床单、枕套、治疗巾要勤换勤洗,努力创造条件实行一人一单、一人一巾、一单一巾一操作,避免交叉感染。

(4)保持一定的室温,诊室内应配备必需的风扇和取暖设备,有条件的应安装空调。不宜在温度过低或过高的环境下推拿,以防患者感冒或中暑,同时也影响推拿疗效和推拿操作。

（5）诊室内应设有保护隐私的装置，如移动式挂帘、屏风等，以满足女性患者或特殊人群检查或治疗的需要。

（6）保持室内良好的通风和照明，按照院内感染防治的要求对诊室实行紫外线消毒。

四、对推拿治疗体位的基本要求

在推拿临床治疗过程中，无论是医者还是患者，都应选择一个最佳的体位，以利于手法的操作，防止异常情况的发生。在选择体位时，应考虑以下两个方面的因素：有利于患者心身放松，舒适、安全的体位；有利于疾病治疗需要和医者推拿操作的体位。

（一）患者体位

患者的推拿体位主要根据病变部位、治疗需要和患者的身体条件等来确定。临床上，患者的体位一般以卧位与坐位为多，立位较少采用。有时根据治疗需要，可以设计一些特殊体位。选择卧位时，注意床的高低，以方便操作，治疗床以能升降为宜。坐位时，也应注意椅子的高低。

1.卧位

（1）仰卧位：适用于颜面部、胸腹部及四肢前侧方等部位的操作。根据治疗需要，可随意调整上肢或下肢的外展、内收、上举、屈曲体位的操作，做肢体屈曲位操作时，宜在屈侧肢体下垫枕，方便手法操作。

（2）俯卧位：适用于肩背、腰臀及上、下肢后外侧等部位的操作。根据治疗需要，可随意调整上肢或下肢的上举、外展或屈曲体位的操作。

（3）侧卧位：适用于肩部及上肢外侧或臀部及下肢外侧等部位的操作。根据治疗需要，可随意调整双下肢屈曲位，一侧下肢屈曲、另一侧下肢伸直等体位的操作。腰部斜扳法常采用侧卧位操作。

（4）半卧位：适用于老年人，哮喘、肺气肿及久病体虚患者的操作。主要用于腿、膝、踝等部位操作。

2.坐位

（1）端坐位：适用于颈、肩、背及上肢等部位的操作。根据治疗需要，可随意调整上肢或下肢体位方便操作。主要用于颈部、肩部、背部或膝部操作。做颈部扳法、拿肩井、肩关节摇法、腰部摇法、直腰旋转扳法常采用此体位。

（2）俯坐位：适用于颈项部及腰背部等部位的操作。根据治疗需要，可随意调整体位方便操作。主要用于颈项部及腰背部手法操作。颈项部及肩背部擦法、肘压法、湿热敷时常采用此体位。

（二）医者体位

（1）医者一般根据手法和患者被操作的部位与体位选择合适的体位。在头面部和胸腹部进行操作时，医者多采用坐位；在肩部操作时，有时也采用坐位；如在颈项部、腰背部及下肢部操作时，医者大多采用站立位。医者为便于操作，在不同体位操作时，或者面对患者，或者侧对患者，或者背对患者。为了方便操作和借助体重以达到省力的目的，医者与患者的距离多以近为宜。

（2）医者在操作过程中，应注意肩手、腰髋、膝踝和足的协调性，根据手法操作的需要，身形、脚步要随时做相应的变换，保持施术过程中全身动作的协调一致。体位、身形、手法的变化还需要与呼吸、意识相配合，做到手随心转、法从手出。

第三节　推拿治疗的适应证与禁忌证

一、推拿治疗的适应证

推拿作为中医外治技术，可用于临床医学、康复医学、预防医学和保健医学，涵盖临床各科。

（一）骨伤科病证

脊柱病证：包括落枕、颈椎病、颈椎间盘突出症、寰枢关节失稳、前斜角肌综合征、胸胁迸伤、棘上（间）韧带损伤、脊椎小关节紊乱、急性腰扭伤、腰肌劳损、腰背肌筋膜炎、第三腰椎横突综合征、腰椎退行性骨关节炎、腰椎滑脱症、腰椎间盘突出症、腰骶部劳损、特发性脊柱侧弯、骶髂关节损伤等。

四肢关节病证：包括肩关节周围炎、冈上肌腱炎、肩袖损伤、肱二头肌长头肌腱腱鞘炎、肩峰下滑囊炎、肱骨外上髁炎、桡骨茎突狭窄性腱鞘炎、腕关节扭伤、腱鞘囊肿、腕管综合征、弹响指、指关节扭伤、髋关节滑囊炎、梨状肌综合征、臀上皮神经损伤、膝关节内（外）侧副韧带损伤、半月板损伤、髌骨软骨软化症、髌下脂肪垫劳损、膝关节创伤性滑膜炎、膝关节骨性关节炎、腓肠肌痉挛、踝关节扭伤、踝管综合征、跟痛症等。

（二）内科病证

内科病证包括感冒、咳嗽、头痛、眩晕、不寐、哮喘、胁痛、郁证、胸痹、心悸、胃脘痛、胃下垂、呕吐、呃逆、泄泻、便秘、面瘫、面肌痉挛、淋证、癃闭、阳痿、消渴、痹证、痿证、中风等。

（三）儿科病证

儿科病证包括小儿腹泻、便秘、疳积、厌食、脑瘫，小儿肌性斜颈、咳嗽、哮喘、发热、感冒、遗尿、尿频、惊风、夜啼等。

（四）妇科病证

妇科病证包括月经不调、痛经、闭经、慢性盆腔炎、围绝经期综合征、带下病、产后身痛、产后缺乳、乳痈、乳癖等。

（五）五官科病证

五官科病证包括牙痛、颞下颌关节功能紊乱征、近视、斜视、高眼压症、干眼症、慢性咽炎、失喑、慢性鼻炎、耳鸣等。

二、推拿治疗的禁忌证

推拿作为一种物理治疗，应严格掌握适应证，下列情况列为推拿禁忌证。

（1）急性传染病，如呼吸道、肠道传染病以及结核等。

（2）皮肤有破损，如烫伤、烧伤、感染等。

（3）恶性肿瘤的局部，包括转移灶的局部。

（4）感染性疾病的局部。

（5）局部有出血以及有止血或凝血功能障碍的，如急性软组织损伤，局部仍在出血者；或者内脏溃疡、穿孔；或者有血友病等。

（6）内脏器官功能衰竭或者体质极度虚弱者。

（7）严重的骨质疏松。

（8）精神疾病患者、极度疲劳或酒醉后不能配合者。

（9）经期或妊娠期妇女的腹部和腰骶部。

第三章　颈部伤病

第一节　颈椎小关节紊乱

颈椎小关节紊乱又称颈椎小关节错缝、颈椎关节突关节错缝，是指颈椎关节突关节发生超过正常范围的侧向微小移动，不能自行复位而产生的颈椎功能障碍。本病于上颈段发病较多，好发于 40 岁以下的年轻患者。本病一般属中医学"头颈痛""骨错缝"等范畴。

一、针灸治疗

1.毫针法

(1)取穴：颈膀胱经穴位、后溪。颈膀胱经穴位定位：天柱至第六颈椎棘突下正中线旁开 1 寸，共分 6 段 7 穴。临床可再将此 6 段分为上、中、下 3 段。

(2)操作：根据病变情况选择上、中、下段穴位或全部穴位，颈膀胱经穴位向上斜刺，后溪直刺，捻转泻法，留针 15 分钟。每日 1 次，7 次为 1 个疗程。

2.电针法

(1)取穴：主穴取阿是穴；累及斜方肌者取肩井，颈项强直、外感风热者取大椎，头痛目眩者取风池。

(2)操作：穴位常规消毒后先针刺阿是穴，用 2～3 寸不锈钢毫针行指切进针法，针尖向颈椎成 45°斜向小关节突间关节囊，以触及小关节骨膜或针下有透刺感为度，行捻转泻法，针感向头顶放射为佳；之后再针配穴，行平泻平补法，得气后留针。接 G6805-2A 电针仪，用连续波，频率 120 次/分，强度以患者能耐受为限，每次 30 分钟。每日 1 次，5 日为 1 个疗程，休息 1 周后再行下一疗程。

3.针刀法

(1)定位：患者反坐在靠背椅上，双手平放在椅靠背上，低头使前额放在双手上；或取俯卧位，胸前垫一高枕，使颈部向前伸，以充分暴露颈项部。依据 X 线片提示及结合临床体征,在病变部位触按寻找压痛条索或结节等阳性反应点。

(2)操作:局部常规消毒,铺无菌洞巾,医者戴一次性帽、口罩及无菌手套,选 4 号或 3 号小针刀。按针刀疗法的四部进针法,刀口线与神经、血管、肌纤维平行,针刀垂直于皮肤进针,用针刀松解棘间韧带和相应的肌肉、韧带筋膜。先纵行切开或剥离,再横行剥离,如有结节需切开剥离。出针后压迫针孔片刻,至不出血为止,再用创可贴敷针眼。7 日治疗 1 次。

4.耳针法

(1)取穴:颈椎、枕、膀胱。

(2)操作:耳廓常规消毒,快速针刺,用中强刺激捻转数秒后,留针 20～30 分钟,留针期间每隔 10 分钟捻转 1 次,每日治疗 1 次。

5.梅花针法

(1)定位:颈部督脉线、颈夹脊穴、阿是穴周围。

(2)操作:局部常规消毒,以梅花针自上而下、自内而外轻叩,以局部皮肤轻微发红为宜。

6.艾灸法

(1)取穴:天柱、风池、肩中俞、天髎。

(2)操作:常用艾条灸或艾炷灸,每次灸治 10～15 分钟,每日 1 次。

7.穴位注射法

(1)取穴:取风池、颈夹脊(患椎相应夹脊穴)、肩井为主穴,配取秉风、天宗、肩髃、曲池。

(2)操作:患者取俯卧位,用 5 号齿科针头及 5mL 一次性注射器抽取复方当归注射液 4mL,常规消毒后进针 1cm,回抽无血缓慢注射,每次取两个穴位,每个穴位注射 2mL,隔日 1 次。

8.局部阻滞法

(1)定位:患者取坐位略低头,脊柱中线旁开 1.5～2.0cm 找出压痛点为穿刺点。

(2)药物:2％利多卡因 3mL,维生素 B_{12} 1mg,地塞米松 5mg。

(3)操作:局部常规消毒,用 5 号长针垂直皮肤快速进针 2.5～4.0cm,遇骨质感回抽无血液及脑脊液,注入药物,观察 5～10 分钟,无异常后行手法治疗。

二、推拿治疗

1.二步法

(1)第1步:用揉法、擦法和弹拨法放松颈肩部的肌肉,斜方肌和胸锁乳突肌等要重点放松。

(2)第2步:用仰卧位颈椎旋转定位扳法和俯卧位颈肩推拉扳法进行整复后,再进行轻柔手法放松。①仰卧位颈椎旋转定位扳法:患者仰卧,医者立于头顶后,将患者颈椎屈曲10°~15°,医者一手顶住患椎的同侧,另一手勾住下颌部,在旋转颈椎的同时,使头部后仰,感到有阻力时发力,听到"喀嗒"声后,自然松手。②俯卧位颈肩推拉扳法:患者俯卧,胸与颈交界处垫枕头一个,颈椎前屈10°~15°,以患者头部左旋为例,用右手勾住患者下颌,前臂沿颌与头顶连线压住头部,左手推肩峰部,缓缓推拉,感觉有阻力时发力,听到"喀嗒"声后,自然松手。

2.三步法

(1)第1步:拔伸牵引。患者仰卧于床上,局部麻醉下行头环颅骨牵引。床头抬高,用踝套或骨盆牵引带保持对抗牵引。牵引开始时,颈椎取中立位或轻度屈曲位(约20°),不可过屈,严防过伸。起始重量按每一椎体牵引重量约2.5kg估算,通常选择10~15kg,不低于7kg,严密观察生命体征及四肢活动情况,在不加重神经症状的条件下,逐步增加重量,每次2~4kg,每隔20~30分钟拍摄1次颈椎侧位片,了解交锁关节突牵开情况。

(2)第2步:端提按压。若关节突已牵开或处于对顶状态,椎体未复位,可依以下手法试行复位:医者立于患者右侧,将气管推向左侧,双手拇指抵于脱位椎体之前下缘向后下方用力,产生矢状位旋转力,同时,置于颈部后侧脱位椎体下位颈椎棘突的双手其余四指向前端提。听到弹响声或患者自觉有弹跳复位感,触摸颈部台阶样改变消失时,提示复位成功。

(3)第3步:旋转复位。若摄片证实未复位或仅一侧复位,则施行旋转手法:医者握住头环两侧,在持续牵引下将头部向一侧侧屈并缓慢旋转30°~45°,复位时往往听到响声。同法,复位另一侧。如遇有阻力,应立即停止旋转,否则可能导致关节突骨折和神经损伤。

3.卧位法

(1)患者取坐位或俯卧位:以一指禅推法、擦法和拿法在颈项、肩胛及上背部常规松解15分钟。

（2）患者取去枕平卧位：医者坐于床头，双手中指点按颈椎两侧，寻找痛点，摸清棘突偏移方向（可同时参照 X 线片）。

（3）患者取左侧卧位：以棘突向右偏为例。医者左手扶其颈枕部，右手扶下颌，用力拔伸颈椎，力度不宜过大。根据所需调整的颈椎位置选择适当的颈椎前屈或后仰角度，将其头部右旋至弹响位，然后轻稳快捷地加力侧扳，切忌粗暴用力、旋转角度过大。一般来说，当听到"嘎叭"响声时，手法治疗可结束。

（4）患者取平卧位：垫高颈部，使头后仰，休息 20 分钟即可。

4.综合推拿法

（1）牵引：患者取仰卧位，用牵引带套在下颌与后枕部，然后挂在床架滑轮上，下面挂上 3～6kg 的秤砣，时间 35～45 分钟即可。

（2）放松手法：用轻推、揉、拿、捏手法在偏歪颈椎部位操作，使其解除痉挛，消除疼痛，为下一步手法做准备。

（3）旋转顶推法：患者取坐位，医者立于其后。用大拇指对准偏歪颈椎，从患侧向健侧顶推，在发力同时，医者另一手扶患者前额头部，做旋转配合，复位瞬间可听到"咔嚓"声，同时按在棘突旁的拇指下有颈椎松动的移位感，表示复位成功。

（4）仰头摇正法：患者取坐位，医者立其后，双手放于患者下颌与后枕部，使患者头颈后抬起，先向患侧，后向健侧轻轻摆动，重复 10 次即可。

（5）徒手拔伸法：患者取坐位，医者立其后，双手放于下颌与后枕部，做直上、直下拔伸 3～5 次，同时配合头颈屈伸运动。此法可加宽颈椎间隙，松动关节。

（6）点穴：点风池、风府，按陶道、大椎，拿肩井、合谷、外关。

5.牵引正骨法

（1）牵引：牵引重量 3～10kg，时间 20 分钟以内，1～2 日 1 次。

（2）正骨：①先用手指指腹沿颈部肌纤维走行方向施以揉、捏、提、拿法，以放松紧张僵持的颈部肌肉，再点按风池、肩髃、肩井等穴位，以疏通经络；对 C_2 棘突、枕区、肩胛冈上区给予重点放松。待颈部肌肉充分放松后，实施复位手法。②患者取坐位，嘱其放松颈肩部肌肉。医者立于患者身后，一手托患者枕部，用另一侧肘夹持患者下颌部，顺肘势向上、向后牵提旋转，闻及"咯"声即表示复位成功。依法整复对侧。如一次未闻及响声可待第 2～第 3 日重复上法继续治疗。

6.角度牵复法

（1）颈椎牵引：患者取坐位，坐靠舒适，嘱其颈腰部肌肉放松。采用后伸 $0°～15°$牵引，每日 1 次，每次 20～25 分钟，每 10 次为 1 个疗程。牵引重量根据年龄、性别、体质、病情、颈部肌肉状况、情绪及牵引反应而定,一般3～6kg。

(2)复位:患者端坐于特制矮凳上,全身放松,医者站其后。双手触摸上颈段,判断移位脊椎及移位方向,结合X线片确定复位方向。颈椎微屈,向健侧旋转,使患侧上颈段皮肤有拉紧感为度。再俯身用胸部压住患者头部,使其保持此角度,用肘弯勾托患者下颌部,前臂及手抱住患者头面部,医者带动向健侧旋转,当转至最大限度时,另一手拇指顶推患椎椎弓,稍一加力使其复位,即可听到复位声或感到患椎移动。复位前后需做颈部手法放松。若患者精神紧张或配合不佳可行仰卧位复位。此体位有利于全身肌肉放松,以提高手法复位成功率。复位后嘱其避免超生理范围旋转或戴升降围领、颈托4～6周,以增强寰枢关节稳定性。

7.颈牵松动法

(1)颈椎牵引:采用颈椎自动牵引机,牵引重量一般为15～20kg,持续20分钟。

(2)关节松动:牵引后让患者去枕俯卧于治疗床上。①患者双手五指交叉,掌心向上放在前额,下颌内收,医者面向患者头部站立,双手拇指并排放在同一椎体棘突上,借助上肢力量垂直向腹侧推动3～5次,每次持续3～5秒;②医者站在患者患侧,双手拇指并排放在相邻棘突的一侧,指尖相对,其余四指分别放在枕后或颈背部,一手固定,一手将棘突推向对侧3～5次,每次3～5秒;③医者双手拇指并排放在同一椎间的一侧横突上,双手将横突垂直向腹侧推动3～5次,每次3～5秒;④患者头部向患侧旋转约30°,医者双拇指放在横突与棘突之间,相当于钩椎关节处,其余手指放在颈部前后,双手拇指固定,双上肢同时向腹侧推动3～5次,每次持续3～5秒。

8.改良整复法

(1)松解手法:患者取俯卧位,医者立于床侧,以点、揉、按、拿等理筋手法施于上颈部肌肉,以缓解其肌紧张。

(2)复位手法:患者取仰卧位,让患者充分后仰,医者先站于患者左侧,以右手从右侧托起患者颈部,以左手拇指压住第2颈椎病变节段棘突部位,其余四指张开顶于患者左侧下颌部,掌根紧贴于下颈部,左、右手一上一下形成环抱球状动作,双手顺势旋转颈椎至颈部出现紧张感,左手掌根瞬间发力,即可听到"咔嗒"声。同样方法整复右侧。

9.定位旋扳法

让患者坐于矮凳上,医者立于患者背后,让患者头部与医者前胸部位相平。医者先沿颈椎两侧棘突旁检查，找出棘突旁的压痛点或棘突侧偏部位。以左侧为例，医者左手拇指按住棘突左旁的痛点或棘突侧偏部位，右手用小鱼际固定患者下颌骨，同时使患者枕部靠住医者前胸，将下颌骨缓慢向左旋转至适当位置，一般以旋转 35°～45°为好，此时固定下颌骨的手突发用力向上端提，听到"咯嗒"清脆响声后即可。必要时向反方向再施一次旋扳，复位后用推拿轻手法将顺一下颈椎棘突两侧颈肌。如一次治疗效果不理想，可隔日再次施行手法治疗。

10.端提旋扳法

患者坐于凳上，医者站患者背后。先在颈肩部用点穴法、按法及揉法作准备性治疗 5 分钟，以缓解颈部疼痛和肌肉紧张感。然后用双手托住头部，双拇指扶住枕粗隆处，食指、中指放于患者颞侧，无名指和小指放于下颌下部，用腕上部作支点放于患者的双肩上，双手同时用力向上端提头部，在维持端提姿势下，使患者头前倾、后伸和左右侧屈，力求使紧张的肌肉、韧带放松，椎间关节活动。然后，一手扳住下颌，另一手扶住颈部后缘，拇指推顶颈椎棘突，向相反方向旋转推扳，当旋转到 30° 左右时可听到"咯咯"的声响，提示手法成功。同法再做对侧旋扳一次。最后用将顺法、捏拿法、劈打法、分推法作善后处理。手法治疗后，让患者戴颈托 3～4 周，以维持颈部一定姿势，利于韧带的修复和水肿的吸收。待解除颈托后，颈部适当做前屈、后伸、侧屈动作，以巩固疗效。

11.定向旋推法

患者取坐位，颈部稍前屈。医者立于其后方，先以推、揉、按摩等手法放松颈部两侧肌肉。若寰椎向右侧脱位，则医者立于患者左后方，左手托住患者下颌右侧，右手拇指放在枢椎棘突左侧，手掌及其余四指自然扶住颈后部起保护作用。双手用力向上牵引，左手向左提拉下颌，使头部向左侧旋转，右手拇指同时用力向右推枢椎棘突，当感到一定阻力时，再稍稍放松。然后突然用力旋推下颌与枢椎棘突，此时常听到"咔嗒"弹响，右手拇指可感到枢椎棘突移动，提示复位成功。复位后应立即停止发力，并按摩颈后及两侧肌肉。左侧脱位整复手法与右侧相同，但方向相反。复位后用颈托固定 2 周。

12.抱头顶推法

患者正坐，颈部自然放松，向旋转活动受限侧主动旋至最大限度。医者一手拇指顶推高起的棘突，其余四指夹住颈部。另一前臂掌侧紧贴下颌骨，手掌抱住后枕部。然后医者抱患者头部之手向上提牵和向受限侧旋转头颅，同时另一手拇指向颈前方轻轻顶推棘突高隆处，操作得好多可听到响声，指下棘突有轻移感。嘱患者头颈部处中立位,用拇指触摸无异常。术后嘱患者限制颈部活动,勿睡过高、过硬的枕头。

13.线穴区手法

采用三线九穴两区推拿法。三线即颈后线、颈侧线(左、右各 1 条),用一指禅推法、按揉法、拿法治疗;九穴为风府、风池(双)、肩井(双)、颈臂(双)、肩外俞(双),采用点按、揉法、拔法治疗,以有酸胀感为度;两区为肩胛区(左、右各 1 区),采用滚法、一指禅推法、按揉法、拿法治疗。伴有上肢放射性痛、麻,椎体移位,椎间隙变窄者配合坐式电子牵引,重量为 5~10kg,持续牵引,每次 30 分钟左右。

14.布带牵引法

患者俯卧,戴好枕颌带。医者站在患者头侧,将枕颌带的牵引绳系于腰间,两手分别扳患者枕部及下颌处。助手双手扳按患者双肩,持续稳定用力做对抗牵引,待肌肉松弛、关节间隙拉开后行手法复位。前后脱位者,用双拇指重叠按在后凸的棘突上,在维持牵引下突然向下按压约 2cm;旋转脱位者,医者双手拇指相对放在偏歪棘突和下位棘突的侧方。然后在维持牵引下用力向颈中线对挤,幅度不超过颈中线,复位时均可听到复位声。

15.双向牵引法

患者取仰卧位,采用枕颌带纵向牵引,重量为 5kg,在此基础上同时加用垂直向上牵引,用较宽的牵引带置颈后,牵引时肩部稍离床面,通过自身重量垂直牵引,使颈椎接近前凸,呈后伸位。尽量维持生理前屈。对于症状较重不能耐受垂直向上牵引者,则先在颈部垫一软支撑物,维持前凸位,适应后再改用牵引带牵引。每次牵引 45~60 分钟。每日 1~2 次,2 周为 1 个疗程。牵引治疗的同时辅以颈围固定、颈部理疗、中药熏蒸、活血化瘀药物治疗及颈项肌功能锻炼。

第二节　落枕

落枕又称失枕,现代医学称为颈肌筋膜纤维织炎,是因睡眠姿势不良或风寒侵袭所致。临床上以急性颈部肌肉痉挛、强直、酸胀、疼痛,以致转动失灵为主要症状,轻者 4~5 日自愈,重者疼痛可向头部及上肢放射,可迁延数周不愈。成人多见,男性多于女性,好发于冬春季节。落枕为单纯的肌肉痉挛,成年人若经常发作,常为颈椎病的前驱症状。

一、针灸治疗

1.毫针法

(1)取穴:主穴取风池、天柱、悬钟、后溪、落枕;配穴取肩中俞、大椎、人中、外关、颈2~7夹脊穴、阿是穴。

(2)操作:每次选3~5个穴位。先刺阿是穴,不留针,继刺落枕或悬钟,捻针时嘱患者活动颈项,强痛多可缓解或消失,最后刺近部诸穴。均用泻法。悬钟,直刺1~1.5寸,使局部及踝关节酸胀,若针感上传者更佳。落枕,针尖向腕后方深刺1~1.5寸,使酸、胀、重感向上臂放射。人中,针尖向上斜刺3~5分,以眼泪流出为度。

2.电针法

(1)取穴:风池、肩井、悬钟。

(2)操作:患者取仰卧位,均刺患侧。风池,深刺0.8~1.2寸(向鼻尖方向斜刺);肩井,深刺0.5寸;悬钟,深刺1.5~2寸。针用泻法,进针后强刺激,使患者有麻胀感,将6805治疗仪线夹放在肩井、悬钟,频率50~80次/分。将TDP治疗灯照射在颈项部,留针40分钟。嘱患者轻轻摇动颈项,强痛可显著缓解。

3.温针法

(1)取穴:风池、落枕、阿是穴。

(2)操作:患者取坐位,双手自然放在双膝上。选30号1.5寸毫针,常规消毒。先针落枕,向掌心方向斜刺0.8~1.2寸,得气后,采用强刺激捻转泻法,同时让患者轻轻转动颈项,幅度由小到大,活动2~3分钟,留针20分钟。风池,针尖微下,向鼻尖方向斜刺0.8~1.2寸。阿是穴视其痛点不同,选择进针角度、深度。患侧风池、阿是穴进针后行捻转泻法,得气后留针不动。随后在针柄部插上一节(约2cm长)药用艾条,点燃加温,视患者耐受度连灸2~3壮。待艾燃尽,退去残灰,稍加行针后出针。

4.芒针法

(1)取穴:风池透风池、大椎透天柱。

(2)操作:从患侧风池进针,针身沿斜方肌下端刺至对侧的风池,进针3寸,以后颈部酸胀感为度;取大椎沿皮下透至患侧天柱,进针3寸,以得气为度。每日1次,留针20分钟,5次为1个疗程。

5.眼针法

(1)取穴:主穴取上焦;配穴根据肺,大、小肠区穴赤络变化而定,如鲜红即取之。

(2)操作:针具选用 0.5 寸 32 号不锈钢针,常规消毒后,用左手按住眼球,使眼眶皮肤绷紧,右手持针,轻轻刺入,直刺进针,深度为 2～3cm,也可在经区范围内沿皮横刺,不用手法,如进针后未得气,可将针稍提出一点,调整后重新刺入。留针 20 分钟,留针期间嘱患者做各方向的颈部活动,幅度由小到大。每日 1 次,连续 3 日。

6.耳针法

(1)取穴:取患侧耳廓神门、颈、枕。

(2)操作:耳廓皮肤经严格常规消毒后,用 28 号 0.5 寸毫针,分别刺入上述 3 个穴位,采用捻转手法,以使针刺局部产生胀、热、痛感为度。千万避免刺穿耳廓,以防感染。留针 30 分钟,间隔 10 分钟行针 1 次,使整个针刺过程均保持较强针感。出针时按压针孔,以防引起局部血肿。针刺同时,嘱患者做颈部前屈后仰、左右旋转活动。

7.耳压法

(1)取穴:颈、颈椎、压痛点。

(2)操作:以 75％酒精消毒耳穴,用王不留行粘在 0.5cm² 白胶布中心,贴压于耳穴上。每日按压 3 次,每次 1～2 分钟,予以强刺激,按压时嘱患者徐徐转动颈项 5～10 分钟。

8.鼻针法

(1)取穴(选点):鼻针的穴位称为点(因为有一穴一点、二点、三点的说法)。一般选颈点,该点在鼻骨上端两侧各一点,可用针柄末端在点附近平均用力,酸痛明显或出现小凹陷处即是。

(2)操作:取 0.5 寸 32 号针直刺,不可穿透鼻软骨,轻轻捻转,平补平泻,使患者产生酸麻痛感觉。每 10 分钟行针 1 次,共留针 30 分钟。

9.腹针法

(1)取穴:中脘、商曲(患)、滑肉门(患)。颈项双侧疼痛加商曲(双)、滑肉门(双);颈项后正中疼痛加下脘、商曲(双)。

(2)操作:穴位常规消毒后,用 0.25mm×40mm 的一次性针灸针快速刺入上述穴位,调整到规定深度后留针 30 分钟起针。中脘深刺,针尖至腹壁肌层之上;滑肉门中刺,针尖至脂肪层中;商曲浅刺,针尖入皮下即可。每日 1 次,3 次为 1 个疗程。

10.手针法

(1)经穴法:取外关、后溪、中渚。以 1.5 寸毫针刺 0.5～1.0 寸,强刺激,配合活动患部,待患者自觉颈项轻松、疼痛有所减轻或消失时,徐徐出针,不按针孔。

(2)奇穴法:取落枕穴。以1寸毫针刺0.5寸,强刺激,得气后留针30分钟,配合患部活动。

(3)手针穴法:取颈中点。以毫针刺0.2寸,强刺激。

(4)手象针穴区法:取手伏象之相应颈部。毫针浅刺,得气后留针20分钟。

(5)第2掌骨侧针法:取颈。以毫针刺0.5寸,留针30分钟。

11.足针法

(1)经穴法:取京骨、昆仑、丘墟。毫针泻法,强刺激,留针20分钟。偏风寒者,针后加灸。

(2)足针穴法:取落枕。毫针中等强度刺激,留针20分钟。

(3)足象针穴区法:取足伏象之相应颈部。以毫针刺0.5寸,得气后留针20分钟。

12.刮痧法

(1)定位:刮拭所循经脉以督脉、手足太阳经及足少阳经为主。

(2)操作:患者取坐位,暴露选定的刮痧部位,用润滑剂均匀涂抹后用刮痧板依次刮拭。先自风府循督脉向下经大椎以补法刮拭至第三胸椎,再以平补平泻手法由内上向外下方刮拭肩中俞、肩外俞、秉风、天宗等穴位,然后从风池向下经肩井刮向肩髃,经臂臑、曲池、外关至合谷,重点刮拭穴位所在处。最后点按刮拭后溪、落枕及悬钟。共刮5分钟左右,以使皮肤出痧点为好,或使患者感到疼痛缓解即可。刮痧后症状仍未完全消失者,可于1~3日内在痧退后再行刮拭。施术时注意勿使患者受凉,刮痧后暂勿洗冷水澡。嘱患者将枕头的高度调整适宜,勿长时间低头工作,并常做颈项部活动等。

13.走罐法

(1)定位:辨别疼痛累及肌束,选定走罐部位,依据经络循行部位,确定走罐范围。①依据疼痛、压痛部位辨别所累及的肌束:胸锁乳突肌压痛点在肌束走行区;斜角肌压痛点在胸锁乳突肌起点深处及第一肋水平处;斜方肌疼痛可牵涉到枕骨和全部胸椎棘突;肩胛提肌压痛点在肩胛骨内上角处,疼痛向枕部、肩臂部放射;若胸锁乳突肌、斜角肌受累则主要在颈侧部、颈后三角以及胸锁乳突肌走行区施术;斜方肌、肩胛提肌受累,则在颈后部及斜方肌走行区施术。②按经络循行部位确定走罐范围:天柱→肩髃,哑门→肩贞,哑门→至阳或命门,大杼→膈俞或肾俞,附分→膈俞或志室。

（2）操作：采用大、中、小号玻璃火罐，先在选定的走罐部位的皮肤上涂抹润滑油，采用大小适当的火罐拔罐，循经往返运动，至皮肤潮红或红紫，并出现成片的痧疹为度。一般背部用中号或大号罐，颈部用中号或小号罐，骨缝及关节处多用小号罐。隔1～2日治疗1次。

14.艾灸法

（1）取穴：阿是穴、天柱、肩中俞、悬钟。

（2）操作：常用艾条灸、艾炷灸，每个穴位灸10～20分钟或5～7壮，每日2次。

（3）禁忌：高血压患者不宜重灸。

15.傍针刺法

（1）取穴：阿是穴、中渚。

（2）操作：患者取坐位，用30号1.5寸毫针在阿是穴用傍针刺，再刺对侧中渚（病位在左，刺右侧中渚；病位在右，刺左侧中渚），行强刺激手法，使患侧局部产生较强针感。留针30分钟，中间运针1～2次。如疼痛部位偏向后侧则改中渚为后溪。

16.颈三针法

（1）取穴：颈三针（天柱、百劳、大杼）。

（2）操作：使用环球牌30号不锈钢毫针，患者取坐位，常规消毒进针。天柱、百劳选用1.5寸毫针，直刺1寸，得气后行提插泻法，使局部产生酸胀感，天柱酸胀感可放射至头后部；大杼，选用1寸毫针，直刺0.8寸，局部酸胀，向肋间放射。留针30分钟，每日1次。治疗同时嘱患者做颈项部各项活动。

17.平衡针法

（1）取穴：取健侧中平（位于足三里直下1寸处）、落枕。

（2）操作：取3寸、2寸毫针各1支，于中平直刺2.5～2.8寸深，落枕平刺1.5～1.8寸深。中平使用强刺激手法，针感为触电式传导至脚踝或脚趾；落枕局部出现酸、胀、麻感。留针5分钟，每2分钟行针1次。行针时嘱患者做颈部轻度旋转运动。取针后行旋转扳法。

18.小针刀法

（1）定位：患者低头，头偏向健侧坐在凳子上，医者立于患侧，于胸锁乳突肌、斜方肌、肩胛提肌等部位寻找压痛点。

（2）操作：在治疗点做好标记，戴无菌手套，皮肤常规消毒，使刀口线和肌纤维、血管、神经走向一致，垂直皮肤进针，达骨面，此时患者局部出现酸、沉、胀等感觉，甚至沿神经支配区域出现酸、沉、胀等感觉,此时行纵行剥离、横向疏通等内手法。手法完成即出刀,外敷创可贴,一般1次即愈。

19.锋钩针法

(1)取穴:患者取侧卧位,患侧上肢向上,使颈部肌肉充分舒展,压痛最明显处为进针点,用锶针作标记。

(2)操作:局部常规消毒,医者用左手食指、中指绷紧所刺的部位,右手持锋钩针迅速刺入皮下组织,患者感到有酸、麻、胀感时停止进针,然后上下提针柄,即可听到割断皮下纤维的"嚓嚓"声,钩割完毕即可出针。出针时将针柄恢复到进针时的针向与角度,可减轻患者的疼痛。出针后在施术部位上拔火罐。

20.锟针疗法

(1)取穴:落枕、阿是穴、患侧阳陵泉。

(2)操作:将电热锟针依次置于上述穴位上,电热输出开关调至患者能耐受且舒适、无痛为宜,每个穴位治疗10分钟,每日1次。

21.腕踝针法

(1)取穴:选上$_5$区,伴斜方肌疼痛者加上$_6$区。

(2)操作:取30号2寸毫针,针尖向上,沿皮下浅表层刺入约1.5寸,针下有松软感,患者无酸胀等感觉,留针30分钟。留针过程中患者做颈部运动。每日1次,5日为1个疗程。

22.梅花针法

(1)取穴:大椎、肩井、肩中俞、风池、颈夹脊穴、阿是穴。

(2)操作:自上而下,自内而外,沿穴间连线叩刺。阿是穴重叩,使局部皮肤发红或微出血,叩后可拔火罐,每日1~2次。

23.毫针弹拨法

(1)定位:进针点的选择按照"其病在筋,能屈不能伸"的原理。首先根据患者颈部活动受限的方位,确定受损肌肉,然后顺着损伤的肌肉向起始端,少数病例向抵止端方向细心循摸,找出条索、块状、筋结等阳性反应物作为进针点。进针点大多数分布在C_2~C_4棘突两旁,以及乳突前下方、后下方。一般选取1~3个进针点。

(2)操作:用75%酒精常规消毒进针点周围皮肤。将0.5寸或1.5寸不锈钢毫针快速刺入进针点,直中反应物,患者感觉酸胀得气,医者感觉针下沉紧时,沿肌肉纵轴方向将针柄快速上下摇动数次,然后沿肌肉横轴方向将针柄快速左右弹拨数次,如此反复数次,时间约 1 分钟即起针。每日针刺 1 次。

24.刺络拔罐法

(1)取穴:肩井(患侧)、大椎及大椎旁开 0.5～1.0 寸(双侧)。

(2)操作:①嘱患者面向椅背坐下,双手盘放在椅背上,全身肌肉自然放松。②按摩肩井(患侧)、大椎及大椎旁开 0.5～1.0 寸(双侧),以敏感点为佳(痛点或酸胀点),约 1 分钟,待有酸麻胀感后,将以上部位常规消毒,然后取消毒过的大三棱针,在这 4 个穴位上点刺放血,并立即以闪火在肩井及大椎穴上拔 2 个火罐。10 分钟便可起罐,用酒精棉球擦去穴位上所吸出的血,一般出血在 0.5～2mL。这时活动颈部,顿感疼痛消失,活动自如。

25.穴位注射法

(1)取穴:天柱、足三里。

(2)操作:取当归注射液 2mL,安痛定 2mL,维生素 B_{12} 1mL,抽入注射器,摇匀。将所取患侧穴位常规消毒后,先刺入天柱穴,再在皮下推药 1～2mL,剩余药液注入足三里。

二、推拿治疗

1.三步法

患者取正坐位,头部略向前俯约 30°。医者站立在患者背后,分三步施行推拿手法。第一步:医者以滚法在患者颈项部及肩部往返操作约 3 分钟,以松解患部紧张痉挛的肌肉。再取患侧风池、天柱、风府、风门、大椎、肩井,医者以中指点压各穴位约 0.5 分钟。此时患者酸痛已稍减。第二步:取扳法,医者以一手绕过患者颈部托住下颌,另一手扶住患者头顶,缓缓左右旋转患者头部,待患者完全放松时,双手突然发力,将患者头部向患侧扳动,此时可听到"喀嗒"声。再向另一侧扳动 1 次后,轻轻左右旋转数次。第三步:医者以双手拇指从风池开始沿颈椎两侧向下推抹约 3 分钟,再采取拿法在患侧颈肩部反复操作约 3 分钟,最后用揉法按揉颈肩肌肉约 3 分钟。

2.指针法

患者反骑于有靠背的椅子上,双肘屈曲放于椅子靠背上。全身放松。医者站于患者患侧,拇指放于缺盆穴上,其余四指放于颈部,拇指点揉缺盆穴约 1 分钟,再用双手食、中两指分别放于肩髃、巨骨、肩井、肩中俞,点揉 1 分钟。医者站于患者后,双手中指点揉风池约 30 秒,再用双手食、中两指放于风池下方颈椎棘尖两侧,从上至下指针点揉至颈部皮肤潮红为止,同时令患者头部做后仰动作。双手重叠,左手拇指按压于右手拇指上,从颈部沿肩胛骨内侧缘向下指针点揉至肩胛骨下缘,反复 3 次,再在天宗穴及压痛点点揉 30 秒。医者站于患者前,双手食、中两指点揉双侧曲池、外关、阳池及合谷各 30 秒,同时令患者颈部做俯仰及左右旋转活动。治疗结束后,令患者活动颈、肩部及上肢。医者点揉频率为 130 次/分左右,力度以患者能耐受为度。根据临床症状不同,头痛者指针点揉太阳、上星、百会、风池;肩部酸困不适者指针点揉天宗 1 分钟;上肢酸困疼痛者,沿手少阳三焦经自上而下点揉,反复 3 次,配合上肢运动。

3.陈建魁法

①患者正坐,医者站于背后,按摩肌肉使之放松,自上而下顺次按压颈椎棘突及两旁肌肉,将头向患侧推动,然后按压患侧肌肉 5～6 分钟。②肌肉强直不能低头者,按压风门、天柱、肩井 20 分钟,同时使之低头。③头部下垂影响转头的,医者站于患者侧面,一手把住患者下颌骨,用手缓慢将头向上仰起。另一手按压天柱、风池、风门、肩井等穴位 20 分钟,然后双手把住头部向左右摇晃,使肌肉放松。最后加针灸,取大椎、风门、天柱、肩井。

4.刘寿山法

①摇晃旋转法:医者两手拇指置于患者枕后,四指托住下颌,前臂压住肩部,将头向健侧提起,做旋转活动,再将头向前屈、向后伸.向健侧活动,然后一手托住下颌,另一手拇指压住疼痛部位,将头向患侧后方旋转。②提捏法:拇指、食指拿住僵硬的肌肉,向上提捏。③点穴开筋法:点百会、风池、肩井、肩髎、曲池、手三里、内关、外关、合谷、列缺等穴位。④拨筋法:一手托肘,在极泉弹拨,以使患者五指麻胀为度。⑤捻散法:用大鱼际按压肩部肌肉。⑥捋顺法:一手拿住腕部,一手由肩部沿上肢外侧向下捋,直到手指,再由内侧自上而下顺之到达肩部。

5.点穴舒筋法

先掐后溪,搓风池,即用拇指、食指或中指末节呈屈曲状,以屈曲的指端掐后溪,掐后轻揉之;拇指指腹揉按或用手横搓风池,掐、按时有酸、麻、胀、痛感并向四周辐射为佳。然后推肩井,推脊柱,即令患者正坐,医者站于背后,一手扶患者肩峰处,一手用大拇指指腹由颈部向肩井斜推,推时可感觉手下有一硬条索状物,推至散开止;用大拇指指腹由大椎向下推至尾椎数次。再点按阿是穴,即找到阿是穴后,以重手法点按,而后用轻手法揉。最后施疏皮法活血散瘀,疏通经络,即用拇指和食指反复提捻患者的肩部、颈部皮肤。一般治疗 1～2 次即可痊愈,重者治疗 3～

4 次亦可收到良好效果。

6.点按捏揉法

让患者端坐于治疗凳上，医者站其身旁，先用右手着力，反复捏揉颈项两侧肌肉韧带，对其患处肌肉痉挛结节，要进行重点反复捏揉，以促使其痉挛缓解，肌肉放松。接着用右手拇指尖着力，反复点揉风府、风池、天柱、大椎等穴位。接着用右手反复拿揉肩井等穴位及肩部肌肉。之后用右手拇指尖着力，反复点揉患侧天宗，并逐渐加大用力，促使其肌肉痉挛得到缓解。在点揉的同时用力点拨，使其产生较强烈的酸麻胀感，并令患者左右摇头，旋转颈部，至其疼痛缓解，转动灵活为止。再用双手呈半握拳，反复拍打患者颈肩部。开始手法要轻，逐渐加大用力。最后再用手掌着力，反复按揉颈项及肩部肌肉，以调理其气血。

7.旋颈斜扳法

①患者取坐位，用轻揉的㨮法、一指禅推法在患侧颈及肩部治疗，配合轻缓的头部前屈、后伸及左右旋转活动。再用拿法提拿颈项及肩部或弹拨紧张的肌肉，使之逐渐放松。②主动放松颈项部肌肉，用摇法治疗，使颈项做轻缓的旋转，摇动数次后，在颈部微向前屈位时，迅速向患侧加大旋转幅度做扳法。手法要稳妥而快速，旋转幅度要在患者能忍受的幅度之内。③患者取坐位，按拿风池、风府、风门、肩井、天宗等穴位，手法由轻到重，再拿颈椎棘突两侧的肌肉，最后可在患部用擦法和热敷，以活血止痛。

8.辨证推拿法

根据患者耐受和舒适程度选坐位、俯卧位或仰卧位，或在手法不同阶段选用不同体位，使患者足够舒适、放松。放松颈、肩、背部，按揉风府、风池、颈夹脊穴、大椎、天宗、肩井、曲池、列缺、合谷等穴位。关节错乱型侧重于做穴位按压和颈部被动活动手法，穴位按压手法宜偏重（以耐受为度），同时嘱患者自主活动颈部；被动活动手法主要有坐位斜扳、俯卧斜扳、牵引活动。一般坐位斜扳较难作用到下位颈椎，俯卧斜扳则作用较全面。操作时间 10～15 分钟。风寒阻滞型侧重弹拨、按揉颈部肌肉和穴位，手法强度中等，操作时间 20～30 分钟，以达到温经通络、宣散寒邪的目的，并嘱患者避风寒。郁而化热型颈部手法宜轻，主要侧重按揉天宗、肩井、曲池、列缺、合谷，配合颈部适度被动牵引活动，以达到解郁散热、调和阴阳的目的。操作时间 15～20 分钟。

9.经筋理复法

(1)准备手法：患者取俯卧位，在其颈项部、肩部施以大面积轻柔的㨮法约 1 分钟,并用多指拿揉颈项部 3～5 遍,掌揉两侧肩胛部 1～2 分钟。

(2)理复四筋:①指揉从天柱沿斜方肌至大杼(足太阳经筋循行路线)4～5 次,施以小幅度的理法,按压数次,重点按揉劳损点、天柱、大杼。②双手拇指按揉风池沿斜方肌至肩井(足少阳经筋循行路线)3～5 遍,拇指拨此线路 2～3 遍,拿揉 3～5 遍,重点拿揉风池、肩井,反复按揉弹拨痛点。③搓拨天窗至肩中俞(手太阳经筋循行路线),小幅度梳理、按揉和弹拨指下的肌纤维和痛点,点按天窗和肩中俞。④侧卧位,多指按揉胸锁乳突肌起点到止点(以扶突、天鼎为中心的手阳明经循行路线),拿捏胸锁乳突肌数次。点按扶突、天鼎,然后沿此路线搓擦片刻。⑤嘱患者坐于靠背椅上,医者站于患者背后,若向左扳,则以左手掌托住患者下颌骨,并稍向上用力托紧,右手掌紧贴患者枕骨处,将患者面部稍转向左侧,先行轻而慢的头颈托转运动,以分散患者的紧张情绪,待患者呼气的瞬间,双手同时突发用力做托转手法。若向右扳,医者用右手托患者右下颌骨向右侧托转,左手掌紧贴枕骨向左前方向推转。若听到清脆的"咔咔"响声则为手法成功,但不可刻意追求弹响。托转的角度亦不能超过头部侧转的 35°,用力要轻而快,不宜过猛。

(3)结束手法:搓擦颈项部,以透热为度,施术后医者手掌不要立刻抬起,以助热量渗透。拍打颈肩部,结束治疗。

10.足部按摩法

(1)定位:按摩足底肾、输尿管、膀胱、颈椎、颈项、斜方肌穴。

(2)操作:①在足底以轻度手法按摩肾、输尿管、膀胱;②一手握住足部,另一手拇指指端在跗趾第一趾骨体内侧向远端推按颈椎穴位;③以拇指指端转向足底,在跗趾腹部近侧陷沟处由外向内推按颈项穴位;④一手放于足背侧,另一手食指屈曲,以第一指间关节由近端向远端推按斜方肌穴。每天按摩 1 次,每次 25～30 分钟。

第三节　颈椎病

颈椎病是指颈椎间盘退变及其继发性改变刺激或压迫邻近组织,引起各种症状和体征的一组症候群。因其病理改变及病理机制不同,临床表现有很大的差异,临床上除颈痛、后枕痛及颈部活动受限等一般性颈椎病症状外,还可出现因颈脊神经根被压迫和刺激所致的神经根性疼痛、感觉和运动功能障碍;因脊髓受压所致的锥体束征及自主神经功能紊乱;因颈椎动脉血管受压所致的椎基底动脉供血不足引起的猝倒等中枢神经功能障碍及自主神经功能失调等。颈椎病的发病率为3.8%～17.6%。大多数发生在40岁以后。临床上颈椎病依据病变部位、受压组织及压迫轻重的不同,常分为颈型、神经根型、椎动脉型、脊髓型、交感型、食管压迫型六种类型。本病一般属中医学"痹证""痿证""颈肩痛""头痛""眩晕"等范畴。

一、针灸治疗

1.穴位埋线法

(1)取穴:选取颈穴1和颈穴2(均为经验穴,分别位于C_5和C_7棘突旁开1.5寸处),均为双侧。

(2)操作:先令患者取俯伏坐位,标定颈穴1,常规消毒后,戴上消毒手套,用2%利多卡因做穴位局部浸润麻醉。剪取0～1号铬制羊肠线3cm,用小镊子将其穿入制作好的9号腰椎穿刺针管中。垂直快速进针,当针尖达皮下组织及斜方肌之间时,迅速调整针尖方向,以15°向枕部透刺,寻找强烈针感向头部或肩臂部放射后,缓慢退针,边退边推针芯,回至皮下后拔针,用干棉球按压针孔片刻,再用创可贴固定。颈穴2及对侧两穴埋线,操作同上。埋线1次即为1个疗程,一般15日左右行第2疗程。

2.针刀治疗法

(1)颈型颈椎病

1)定点:反应点的表现形式有压痛、硬结、条索。反应点常发生在枕骨隆突、枕骨上项线、枕骨下项线、各颈椎棘突、棘突旁、关节突、横突、棘突间、上段胸椎棘突、颈后肌群、胸锁乳突肌、项韧带、环枕筋膜等部位。

2)操作:每次选取3～4个反应点,用碘酒、酒精皮肤消毒,用朱氏Ⅰ型小针刀在各反应点处进刀,深达反应点基部。根据各个解剖层次实施纵疏横剥2～3刀,刀口线与神经血管平行。对骨面上的反应点,针刀要到达骨面。对附着于颈椎棘突上的项韧带要纵疏、横行铲剥。对与骨相连的肌腱、筋膜、韧带要实施切割分离。5日松解1次,术后配合手法治疗。

(2)神经根型颈椎病

1)定点:根据脊神经受累部位,在对应颈椎骨相关部位定点。①与病变对应棘突上下缘为第1点,旨在切开部分棘间韧带;②与病变对应颈椎棘下缘距棘突正中线2cm处为第2点,旨在切开关节突关节囊和椎间孔周围软组织以及切断部分横突韧带;③颈部、肩部、背部反应点为第3点,旨在协同前两点之治疗效果。

2)操作:在预选点处进行常规碘酒、酒精消毒。用平刃针刀先在第1点处进刀,紧贴棘上下缘,刀口线与脊柱纵轴平行,刀身与皮肤垂直,达到皮下后调转刀口线90°切断部分棘间韧带4～5刀。之后,于第2点处进刀,刀口与脊柱纵轴平行,针体与皮肤垂直,深达骨面后,调转刀口线90°切割关节突关节囊3～4刀,再将针刀水平方向顺骨面向外探及椎间孔缘,刀口线可至与脊柱纵轴平行,紧贴孔缘3～4刀。再将针刀退回原位,但不出刀,朝外下方向顺骨面探及横突,在横突上缘,刀口线与脊柱纵轴垂直,紧贴横突,小幅度切割2～3刀,出刀,5日松解1次,术后配合手法治疗。

(3)椎动脉型颈椎病

1)定点:①枕骨隆凸直下1～2cm为第1点;②风池穴为第2点;③第1点与第2点连线中点为第3点,第1点和第3点旨在切开部分环枕筋膜;④颈二棘突上下缘为第4点;⑤颈二至颈五棘突尖为第5点。

2)操作:在定点处常规碘酒、酒精消毒,用平刃针刀,先在1～3点处进刀,刀口线与神经血管走向平行,针体始终与颅骨垂直,达骨面后,提插切割,分离3～4刀,出刀。然后在第4点进刀,此时一定要摸准颈二棘突,紧贴棘突上下缘浅刺切割2～3刀,出刀。在颈二至颈三棘突尖治疗时,针刀与皮肤垂直,刀口线与脊柱纵轴平行达棘突尖后纵疏、横行铲剥2～3刀。每次治疗3～5个点,5日治疗1次,术后配合手法治疗。

(4)脊髓型颈椎病

1)定点:在病变部位对应颈椎棘下缘为第1点,旨在切开部分棘间韧带;在病变部位对应颈椎棘突下缘,距棘突正中线约2cm处为第2点,旨在切开关节突、关节囊。

2)操作:在定点处常规碘酒、酒精消毒,用平刃针刀先在第1点进刀,刀口线与脊柱纵轴平行,针体与皮肤垂直,在达到骨面后,调转刀口线,切割关节囊3～4刀出刀。每次治疗4～6个点,5日为1个疗程,术后配合手法治疗。

(5)交感神经型颈椎病

1)定点:①风池穴为第1点;①枕骨隆突直下1～2cm为第2点;③颈、背部反应点为第3点。

2)操作:在定点处常规碘酒、酒精消毒,用平刃针刀先在第1点处进刀。针体与颅骨垂直,刀口线与神经血管走向平行刺入皮肤、皮下,达骨面,调转刀口90°,切割铲剥2～3下出针刀,刀口线与脊柱纵轴平行,针体与颅骨面垂直,铲剥切割2～3

下后出刀。在颈部、背部各反应点进刀时，直达反应点基部，按解剖层次纵行疏通，横行剥离。每次选 4～5 个点，5 日治疗 1 次，术后配合手法治疗。

3.小宽针疗法

（1）取穴：选取主穴颈灵、大杼，配穴天宗。

（2）操作：选用三号小宽针，消毒备用。颈灵乃经验穴，居督脉第 4、第 5 颈椎之间，进针至棘突。配穴原则：肩臂疼痛麻木配天宗，取患侧。用小宽针刺后拔罐，放出瘀血。每隔 10 日针治 1 次。

4.银质针疗法

（1）取穴：选取患侧曲垣、天宗、巨骨、秉风、肩髃、臂臑、颈夹脊 4～6。

（2）操作：选用的银质针由 86％白银制成，针柄用细银丝作紧密的螺旋形缠绕，针端尖而不锐，针身直径 1mm，针身长度有 8cm、10cm、12cm、15cm、18cm 五种规格。患者采取俯卧位，上述穴位皮肤消毒后，做 0.25％利多卡因皮内注射，皮丘直径约 1cm，选 8cm 长度的银质针分别刺入皮丘，直达软组织病变区，在每一枚银质针的针尾上装一艾球点燃，艾球直径约 2cm，燃烧时患者自觉深层组织有温热感，此刻并不觉疼痛，艾火熄灭后，待针身余热冷却后方可起针。起针后的针眼涂以 2％碘酒，让其暴露，3 日内不接触水或不洁物。所取穴位可根据疼痛恢复情况，每隔 3 日针 1 次，一般针 4 次。

5.挑刺治疗法

（1）用具：自制挑刺针（针全长 15cm，针柄长 10cm，针尖长 5cm，柄宽 2cm，厚 0.3cm），火罐，5mL 注射器，无菌纱布，胶布，鲜姜，刀片（放入 75％酒精内备用）。

（2）选穴：让患者反坐在有靠背的椅子上，头向前低屈，充分暴露颈背部，在自然光线下寻找患椎部位表皮上的阳性反应点，亦称党参切片花样斑，其形态不规则，边缘整齐，呈黯红色，压之退色。反应点不明显时可将治疗点选在患椎椎体相应的督脉上和患侧颈夹脊穴，每次挑刺 3～4 个穴位。

（3）操作：选择好治疗点或穴位后，局部常规消毒，用 2％利多卡因做直径 1cm 左右的浸润麻醉，铺洞巾，戴无菌手套，用挑刺针从麻醉的皮丘处刺破表皮，然后再挑刺肌纤维，用力挑提、弹拨，最后挑断穴下肌纤维，尽量把纤维挑净。各穴挑刺完毕，在挑刺穴上拔火罐 5～10 分钟，出血 5～10mL，取罐，擦净血迹，挑口处敷酒精浸泡过的薄鲜姜片，用无菌纱布覆盖，胶布固定。治疗期间禁食辛辣刺激性食物，7 日治疗 1 次，5 次为 1 个疗程。

6.带刃针疗法

(1)定位:①颈部治疗点首选颈椎棘突及横突周围压痛点或痛性结节;②枕部治疗点选双侧头夹肌枕骨附着处,完骨、风池周围的骨突点;③肩胛部治疗点选肩胛骨内上角、肩胛提肌止点及冈下肌、冈上肌压痛性结节点。

(2)操作:①治疗时常规消毒皮肤,医者用左手拇指先按寻骨突部位,深压左右推寻,直至左手拇指按定后再刺入表皮,带刃针刺入后缓慢进针到肌层,时时询问患者针感,如有电击感或烧灼感或剧痛感时,应及时调整方向,略偏锋刃就可避免损伤血管及神经。下针必须先达骨面,方可先纵剥后横剥,但进行中不能乱偏刀锋,也不可提起,待松解后出针加压止血,通常不会出血。带刃针疗效好,相对刺激大,每次选点不宜过多,一般2~4点为宜。②待针口止血后用无菌小纱布密封,胶布固定或用脱酸宁镇痛清凉药布加贴,才可达到促进血液循环及通络止痛的效果。③术后休息片刻用两点一面手法,既可进一步松解带刃针剥离的粘连,又可纠正偏歪的棘突,但不宜过分用力,以免损伤其他组织。5~7日治疗1次,5次为1个疗程。

7.铍针治疗法

(1)针具:直径0.5~0.75mm,全长5~8cm,针头长1cm,针体长4~7cm,末端扁平带刃,刀口为斜口,刀口线为0.5~0.75mm;针柄是用钢丝缠绕的普通针柄,长3~5cm。

(2)定位:患者取坐位,以颈肩部压痛点为进针点。

(3)操作:常规术区消毒,医者戴无菌手套。医者左手拇指按压在进针点的旁边,右手持针柄用腕力将铍针直接垂直刺入压痛点,使针尖通过皮肤、皮下组织到达深筋膜。在进针过程中可有2~3层突破感,寻找沉紧涩滞的针感,并在针感层进行松解疏通,即松解卡压之处的软组织,待针下无沉紧涩滞感时出针。不捻转,不留针,疾刺速拔。出针后如有出血用无菌棉球按压针孔止血,无需敷料覆盖包扎。治疗时要使刀口线和手柄的平面标记在同一平面上,以辨别刀口线在体内的方向。每2周治疗1次。

8.注射针刀法

(1)药液配制:2%利多卡因2mL,曲安奈德30mg,维生素B_1 21mg,川芎嗪80mg,生理盐水1~2mL。

(2)定位:取各型颈椎病压痛点及在颈椎3、4、5、6、7,胸椎1、2、3旁边或者肩胛骨附近形成的硬结、条索状物1~3处标记。

（3）操作：局部皮肤常规消毒，铺无菌洞巾，戴无菌手套。1%利多卡因适量常规局部麻醉，1分钟后用10mL注射器针管抽满上述药液，并安装无菌注射针刀，迅速刺入皮肤，随后进入硬结、条索状物或病变部位，或找到痛点处，或有得气感后，顺肌纤维方向剥离2～3下，或切断部分肌纤维。其间根据情况注射药液适量。术毕迅速出针，消毒干棉球按压针孔1分钟，各针眼处外敷创可贴。颈型颈椎病根据病情可选取颈三至颈六夹脊穴1～3处，行以上操作。神经根型颈椎病可在颈六至颈七夹脊穴附近左右2点刺入3cm左右，有上肢麻木感时注射药液，并用刀铲1～2下。椎动脉型颈椎病在双风池附近将针刀刺入2cm左右，注射药液后主要行切割之法，不可针刺过深。交感神经型颈椎病可增加1～3个颈夹脊穴，深度稍浅。每6～7日治疗1次，2次为1个疗程。

9.鬃针埋藏法

（1）鬃针制作：采用健康家猪后颈部鬃毛，洗涤清洁后，放入高压消毒锅内煮沸约15分钟，取出鬃毛再洗去油脂及污物，剪去头尾多余的部分，留取鬃毛中节长约6.5cm，再按上述方法消毒2次即制成鬃针，放入75%酒精中浸泡备用。

（2）定位：患者取坐位面向椅背，两上肢屈肘交叉放在椅背上，前额抵于臂上以支撑头部。根据X线片所示在病变颈椎棘突旁寻找明显压痛点，同时可选用夹脊穴、风池、曲池、外关、大椎等穴位。

（3）操作：用甲紫做好标记，常规消毒皮肤，戴无菌手套。取7号注射针头做导针，把鬃针顺行插入，前端与导针锐口平齐，一并刺入所选用的穴位，当患者感觉到局部酸、胀、麻、热后，医者用左手拇指顶住鬃针尾部，右手食指、拇指夹住导针缓慢均匀退出，使鬃针埋入体内，沿皮肤剪断留在体外的部分，提捏起皮肤使其完全埋入体内，覆盖消毒敷料。鬃针与肌纤维基本垂直，以避免鬃针在体内移位，同时鬃针上有细微倒毛，以避免鬃针退出。

10.分型毫针法

（1）颈型颈椎病：以颈强为主症者，可针风池、合谷、列缺、悬钟、外关；以颈痛、咽痛为主症者，可针大椎、曲池、合谷、外关、后溪；俯仰受限者，配昆仑、列缺；旋转受限者，配支正。

（2）神经根型颈椎病：以痛为主症者，针风池、合谷、足三里、悬钟、后溪；肩痛者，配肩髃、肩髎、臑俞；肘臂痛者，配曲池、天井、外关、尺泽；腕部痛者，配阳池、阳溪、腕骨、大陵；以麻木为主症者，可选合谷、外关、足三里、三阴交、肾俞、悬钟；以肌萎缩为主症者，可针曲池、手三里、脾俞、八邪八风。

（3）椎动脉型颈椎病：①偏痰湿者针中脘、内关、丰隆、解溪、悬钟、阴陵泉。②偏血瘀者针太阳、风池、阳陵泉、支沟、合谷、太冲、足三里、束骨、中渚、足临泣、后溪。③偏湿热者针大椎、合谷、曲池、三阴交、阴陵泉、足三里、太冲。④偏气虚者针百会、气海、关元、肾俞、脾俞、足三里、悬钟、劳宫。

（4）脊髓型颈椎病：①痉证：虚证针中脘、足三里、悬钟、太溪、三阴交、阴陵泉、气海、关元、命门；实证针环跳、秩边、阳陵泉、委中、昆仑、脾俞、大椎、后溪。便秘可加天枢、支沟、上巨虚；小便不利加三阴交、阴陵泉、中极。②痿证：补肾益精针关元、气海、肾俞、三阴交、太溪；补养脾胃针脾俞、足三里。

（5）交感型颈椎病：①肝阳偏亢者针风池、曲池、足三里、太冲、行间、阳陵泉、太阳。前头痛者加合谷；枕痛加后溪；头顶痛加太冲；颞痛加中渚。②血虚精亏者针神门、太溪、三阴交、足三里、气海、关元、脾俞、肾俞。③胸痹者针支沟、阳陵泉、郄门、内关、神门。④胃痛者针内关、足三里、中脘、悬钟。⑤便秘者针天枢、支沟、上巨虚、中脘、行间。

11.项九针疗法

（1）选穴：将左完骨、风府、右完骨这条线分成 8 等份，每 1 个等份点上各取 1 穴，共 9 穴，从左至右分别为穴 1 至穴 9。

（2）操作：令患者取俯伏坐位或俯卧双手重叠枕头位。针刺顺序为穴 5（风府）→穴 1（左完骨）→穴 9（右完骨）→穴 3→穴 7→穴 2→穴 8→穴 4→穴 6。常规消毒后，用 30 号 1.5 寸毫针针刺，针刺角度基本与穴位表面皮肤垂直，先行提插手法，有酸、胀、重、麻、痛感或放射感后，再小幅度捻转（180°以内）7～10 次留针，进针深度为 1.2～1.4 寸。静留针 30 分钟后不提插不捻转出针。

12.颈八针疗法

（1）取穴：选取双侧天宗、肩井、颈六至颈七夹脊、颈七至胸一夹脊。

（2）操作：先取 4 个夹脊穴，垂直或稍向脊柱方向倾斜进针，深度达颈椎横突，一般进针 1.0～1.5 寸；肩井穴斜向肩关节方向进针 1.0～1.5 寸；天宗穴直刺达肩胛骨，一般进针 1.5 寸左右。每日针 1 次，留针 30 分钟，每隔 10 分钟行针 1 次。留针期间用 TDP 灯或频谱仪照射颈椎（以大椎穴为中心）30 分钟。10 日为 1 个疗程。

13.项丛刺疗法

（1）取穴：选取下脑户、风府、哑门，横向自风府至完骨分 6 等份，每一等份为 1 个穴位，左、右两侧为 12 个穴位，共计 15 穴位。风寒湿型选取数穴加温针 2 壮，针后拔罐；气滞血瘀型加针少海、大陵；肝肾不足型加针太溪、委中。

（2）操作：局部常规消毒，采用夹持进针法，然后缓缓进入，达适当深度后小幅度提插捻转，患者有酸、胀、重等感觉即可，留针30分钟。隔日治疗1次，10次为1个疗程。

14.夹脊温针法

（1）取穴：选取颈三至颈七的双侧颈夹脊穴为主。颈型配养老、后溪；椎动脉型配风池、天柱、完骨、四神聪、太阳；神经根型配风池、天柱、肩髃、臂臑、曲池、手三里、外关、养老、八邪；脊髓型配气海俞、大肠俞、关元俞、殷门、委中、承山；交感型配内关、足三里、三阴交、太冲、太溪。

（2）操作：颈型、交感型、椎动脉型针颈夹脊穴时针尖向脊柱方向斜刺，用30号1.5寸毫针刺入1.3寸；神经根型、脊髓型针刺的方向相同，但用2.5寸毫针刺入2.3寸，针感传向肩背及手臂。得气后在针柄末端套置约1.5cm长的艾条施灸，其余诸穴按常规操作。起针后在痛点用三棱针点刺出血后拔罐，出血量可达5mL，直到瘀血流尽起罐。针刺每日1次，每次留针30分钟；刺络放血隔日1次。10次为1个疗程。

15.远近配穴法

（1）取穴：选取天牖、天容、天窗、天鼎、列缺为主穴，均为患侧。风寒湿型加大椎（拔罐）、风门；气滞血瘀型加血海和局部刺络出血；伴偏头痛加头维、后溪；背部沉重压痛加肩中俞、肩外俞；头晕、恶心加人迎；颈部转动受限加申脉；腰骶部痛加昆仑。

（2）操作：取40~50mm毫针，穴位常规消毒。天牖，针尖向下颌或沿着胸锁乳突肌后缘向锁骨方向刺，进针0.5~1寸，得气后小幅度快频率捻转约2分钟，针感可达肩关节；天容、天窗，针尖指向颈椎直刺1~1.2寸，少提插多捻转，行针2分钟，针感向肩关节、上臂及手放射，并可有多方位的触电样感觉；天鼎，直刺，针尖指向颈椎，深约0.8寸，得气后做小幅度捻转；列缺，针尖向肘关节方向斜刺，进针1寸，得气后小幅度捻转2分钟。各穴均以得气后向病变部位传导为佳，诸穴留针30分钟，每日或隔日1次，9次为1个疗程。

16.三穴透刺法

（1）取穴：颈三穴（位于颈四至颈六棘突下各旁开1寸处，左、右各3个穴位）。风寒型加大椎、风府；气滞血瘀型加肩中俞、天宗；痰湿阻络型加百会、丰隆；肝肾不足型加百会、肝俞、外关；气血亏虚型加百会、肝俞；各型均配合列缺、后溪。

（2）操作：患者取俯卧位，局部常规消毒后，用28号2.5寸毫针，向对侧穴位透刺,深 1.5～2 寸,行针 1～3 分钟,行捻转补泻法,不提插,以使局部产生酸胀感为佳。治疗时限制患者颈部活动。余穴针刺时针尖应指向病所,使针感传至颈肩部,按虚则补之、实则泻之的原则,施以手法,对虚实不明显者,采用平补平泻的手法,得气后接 ZYZ-ZOGZI 高性能针灸治疗仪,选连续波,留针 20 分钟。每日 1 次,10 次为 1 个疗程。

17.运动针刺法

(1)取穴:根据治病"宁失其穴,勿失其经"的原则,在足太阳膀胱经颈部的经脉,即天柱穴至大杼穴的连线上取 3 个点,将其分成 4 等份,这 3 个点与天柱、大杼两穴共同作为治疗的 5 个穴位。每次治疗根据患者的症状选取其中 3 个作为治疗取穴。如以头昏眩晕、头痛、耳鸣等症状为主者,取上面 3 个点(穴位);以肩胛区酸胀、颈项不适、口干、咽部异物感等症状为主者,取中间 3 个点;以上肢麻木、全身发冷、心慌胸闷及心前区隐痛为主者,取下面 3 个点。

(2)操作:患者端坐,两手放在大腿上,自然放松。根据辨证,左右对称各取 3 个穴位,酒精消毒后以 28 号或 30 号 1.5 寸毫针,垂直微向下进针 1.0 寸,共 6 针。进针得气后,嘱患者颈项缓慢前后运动、左右摆动及左右旋转或站立行走,以加强针感,留针 30 分钟后拔针即可。每日 1 次,10 日为 1 个疗程。

18.三穴钩针法

(1)取穴:①颈 1 穴:颈七横突下缘,督脉旁开 1 寸(1.5cm 左右),左右各一。②颈 2 穴:颈六横突下缘,督脉旁开 1 寸,左右各一。③颈 3 穴:颈五横突下缘,督脉旁开 1 寸,左右各一。

(2)操作:取自制钩针一把,消毒后备用。让患者平俯卧于手术台,胸下垫一薄枕与肩部平,双手垫于前额部,完全暴露颈部。根据骨性标志定位,用甲紫药水做标记,皮肤常规无菌消毒,铺无菌巾,戴无菌手套。取 1% 利多卡因在标点处做一皮丘,行局部浸润麻醉,每点 2～3mL,深 1～2cm(即毫针的深度),按定点部位,左手持无菌敷料,固定皮肤,右手持钩针自外向里刺入皮肤、肌肉,钩断部分韧带。在钩针两侧横突下缘时,钩针顺肌肉走行刺入皮肤、肌肉,然后钩针转向椎间孔的方向钩提,疏通钩断部分横突上、下缘肌纤维韧带,依次为斜方肌的上部、斜角肌、头夹肌、头半棘肌、黄韧带,钩断黄韧带的 1/3,使紧张的肌纤维韧带部分断裂回缩,钩针达到横突下缘时,手法能够触及钝感,钩提要彻底,钩提 4～6 次不等,有落空感即可,但一定注意深度,不能到达横突后结节的前方。术毕用氢化泼尼松 2mL,维生素 B_{12} 1mL 混合液各针眼封注 0.8mL,加压包扎,防止再粘连,观察 15 分钟。

7 日后除去敷料,15 日为 1 个疗程。

19.热针治疗法

(1)取穴:选取主穴坤柱(颈四旁开 1.5 寸),颈灵 5(颈五旁开 1 寸),颈灵 6(颈六旁开 1 寸)。颈型配风池、天柱、风门、肩井;神经根型配天柱、大杼、肩中俞、肩髃、曲池、外关;椎动脉型配风池、天柱、定喘、四神聪、太阳;交感型配翳明、心俞、脾俞、内关;脊髓型配颈夹脊 2～5、曲池、合谷、髀关、伏兔、足三里、三阴交、太冲。

(2)操作:每次取 1 对主穴,根据辨证与辨病相结合配 4～5 个穴位,热针温度为 40～50℃。部分患者配合当归注射液 2mL,维生素 B_{12} 0.5mg 于主穴穴位注射,每次选用 2 个穴位,每日或隔日 1 次,10 次为 1 个疗程。

20.扬刺排刺法

(1)取穴:选取颈夹脊、天柱、大杼、百劳、风池、肩井、肩髃、曲池、外关、合谷、阿是穴为主。

(2)操作:采用扬刺(在阿是穴正中刺一针,然后在距阿是穴 1.5cm 的上下左右各浅刺一针)、排刺(沿受压神经通路等距离排刺,均进针 1 寸左右,两针相距 1 寸,平补平泻法)为主,配合穴位注射(以 0.9% 生理盐水 4mL,来比林 0.9g,两药混合后穴位注射,每穴注射 2mL,取穴以阿是穴为主,一般 3～5 次)及温针灸。

21.针刺火针法

(1)取穴:天柱(双)、上星、风池(双)、颈段夹脊穴(双)。

(2)操作:选用 28 号 1.0 寸毫针,针刺天柱、上星穴,得气(以局部有麻、胀感为度)后以 180～200 次/分的频率捻转 2 分钟,留针 30 分钟,留针期间每间隔 5 分钟行针 1 次;选用 28 号 1.5 寸毫针,针刺风池、颈段夹脊穴,在行针得气基础上运针以紧按慢提、小角度捻转后留针,留针期间每 10 分钟重复上述手法 1 次,留针 30 分钟后出针。隔日 1 次。针刺出针后,以火针点刺颈段夹脊穴,每周 2 次。4 周为 1 个疗程。

22.电针巨刺法

(1)取穴:主穴取大椎、颈部华佗夹脊穴(根据 X 线片所示病变选 1 个对应点)。头痛、头晕配风池、百会、太阳;恶心、呕吐配内关;上肢痛配肩外俞、曲池;上肢麻配肩贞、外关、合谷、后溪;下肢麻配环跳、阳陵泉、委中。

(2)操作:选用 26 号毫针,局部常规消毒,找出大椎穴,刺入双针,即先刺入 1 针,待得气后再刺入 1 针,使针感明显增强。其他穴位刺 1 针,并通以电针,留针 20 分钟,其间每隔 5 分钟,行捻转手法,中强刺激,针后令患者活动颈部及患肢,动作由慢到快,用力不宜过猛,以防引起剧痛。病程短者隔日施此法1次,病程长者隔2日施此法1次,10次为1个疗程。

23.电针围刺法

(1)取穴:选取大椎、大杼、颈五至颈七夹脊。头晕配风池、百会;失眠配百会、印堂;耳鸣配听宫、听会、翳风;肩痛配肩髃、肩髎;手部疼痛配外关、中渚、合谷。

(2)操作:用0.38mm×(40～50)mm毫针,主穴以大椎穴为中心围刺6～8针,均周边向中心斜刺0.8～1.2寸。配穴风池向下斜刺1～1.5寸;百会、印堂平刺0.8～1寸;其余配穴直刺0.5～1.5寸。行平补平泻手法,有针感后,连接电针治疗仪,采用疏密波,电量以患者感到有麻胀感为宜,每日1次。

24.巨针治疗法

(1)取穴:脑户透哑门、哑门透大椎、大椎透神道、曲池透肩髃、肩髃透天鼎。

(2)操作:选取上述诸穴,皮肤常规消毒,采用弧形针法和分流针法,以得气为度,留针30分钟。每日治疗1次,10次为1个疗程。

25.芒针针刺法

(1)取穴:肩背、风池、大椎。

(2)操作:患者取卧位,刺肩背穴时,针尖向后下方,相当于第2、第3胸椎横突部刺入,缓缓按压推进,并可捻转,进针深度为3～4寸,使局部产生酸胀感,有时可有麻电感向背部放散。刺风池穴可进针1.5～2寸,使感应缓缓下行,以患者患侧有麻胀快感为度。

26.双针合灸法

(1)双针治疗:①选取颈椎棘突旁周围压痛点或有放射痛的敏感点,局部消毒后,将两支毫针同时刺入,针尖经斜方肌前向椎间孔方向透刺,得气后行龙虎交战手法,10分钟1次,留针30分钟。②选取上肢痛觉及麻木所在经脉的郄穴行双针治疗,如疼痛及麻木在手臂外侧下缘,可选取手太阳郄穴养老,在手臂外侧上缘可选取手阳明郄穴温溜,在手臂外侧中间可选手少阳郄穴会宗,如疼痛及麻木在两条经脉以上,可同时选取2个以上的阳经郄穴治疗,得气后,10分钟行龙虎交战手法1次,留针30分钟。

(2)实按灸治疗:将多张麝香风湿膏分别放于患者颈部及上肢痛点及麻木处,将市售无药灸条点燃后,不断地快速按压在风湿膏上,来回熨烫直至痛处皮肤发红、发烫为止。注意:按压灸条时手法要轻柔,并要求快速不断,以免把艾火压熄,并避免烫伤皮肤。

27.针刺走罐法

(1)取穴:选取颈椎夹脊穴、百会、风池。神经根型加配穴曲池、外关、合谷;椎动脉型加配穴太阳;脊髓型加配穴曲池、外关、合谷、环跳、足三里、悬钟;交感神经型加配穴后顶、内关、合谷。

(2)操作:穴位常规消毒,取 28 号 1.5 寸毫针,针刺深度 0.6～1.2 寸,主穴进针后,以有麻胀触电感为佳;配穴取患侧。得气后以 G6805 治疗仪主穴接负极,配穴接正极,选用断续波脉冲,电流强度以患者能忍受为度,留针 30 分钟,每日 1 次,10次为 1 个疗程。起针后稍稍休息,暴露颈背部,沿脊柱两侧从风池穴至肺俞走罐,以医用甘油为润滑剂,取中号玻璃罐,用闪火法将罐吸附在风池穴上,随即在风池和肺俞间上下来回推动玻璃罐 20 个来回。玻璃罐吸附力的强度以患者无疼痛为度,先一侧,后另一侧,隔日 1 次。

28.刮痧刺络法

(1)定位:刮拭经络以督脉、手足太阳经、手足少阳经为主,路线分主线和配线,主线有风府→身柱、风池→肩井,配线有天柱→膈俞、大椎→巨骨、肩中俞→臑俞。

(2)操作:先经络刮痧后刺络拔罐,经络刮痧采用水牛角制成的长方形刮痧板,介质采用中国中医科学院研制的刮痧油。一般主线为必刮线,再根据酸痛所在部位选取相应的配线,操作时先在所刮部位涂少许刮痧油,然后用刮痧板与皮肤成45°,由上而下,先主线后配线,先中线后旁线,刮拭力量以患者可耐受为宜,先轻后重,缓缓而行,刮至皮肤明显见痧,即皮肤出现红色粒状、片状潮红、紫红色或黯红色的血斑或血疱即可,酸痛处及风池、百劳、肩井、肩中俞、肩外俞、曲恒、天宗等可重点刮拭。刺络拔罐是从痧斑中寻找紫红色或黯红色的血斑或血疱,常规消毒,用三棱针刺破皮肤,每次 3～5 个,然后用闪火法在其上拔罐 10 分钟,可有瘀血拔出。每隔 5～7 日 1 次,也可待痧退后再治疗。

29.头针治疗法

(1)取穴:选取顶枕带(百会至脑户的条带)上 1/3(双侧)(条带是指百会至脑户的连接左右各旁开 0.5 寸的治疗带)、顶后斜带(络却至百会的条带)(病灶对侧)、额中带(神庭起向下 1 寸的条带)、顶中带(前顶至百会的条带);头晕重加颞后带(率谷至角孙的条带),痰湿盛加额顶带(神庭至前顶的条带中 1/3)(右侧)。

(2)操作:常规消毒后,取 30 号 1.5 寸毫针斜刺,均用小幅度提插泻法。肝肾亏虚加额顶带后 1/3(双侧),用小幅度提插补法。行针时配合颈部松解,患者头部前后左右自主运动,每次行针 3～5 分钟,间隔 15 分钟再行针 1 次,留针 2～12 小时,隔日1次,6日为1个疗程。

30.眼针治疗法

(1)取穴:主穴取上焦、肝、肾,主穴每次必取;配穴根据大、小肠区穴赤络变化而定,如鲜红即取之。

(2)操作:选用30号0.5寸不锈钢毫针,用左手拇指护压眼球,使眼皮绷紧,右手持针在所取穴区的眼眶内缘2分处进针,针刺时针尖向眶壁方向,不要刺向眼球,不施手法。留针20分钟,个别较重患者可留针1小时。每日1次,7次为1个疗程。

31.腹针治疗法

(1)取穴:以腹针中天地针(中脘、关元)为主穴;配以双侧商曲,患侧滑肉门,患侧上风湿点(位于腹中线脐上1.5寸,旁开2.5寸),患侧上风湿外点(位于腹中线脐上1寸,旁开3寸)。

(2)操作:先测准腹针穴位,以确保疗效。然后常规消毒,先用40~60mm长的38号毫针,进针时首先应避开毛孔、血管,然后施术要轻、缓。如针尖抵达预计深度时,一般采用只捻转不提插或轻捻转、慢提插的手法,使腹腔内大网膜有足够的时间游离,避开针体,以避免刺伤内脏。施术时一般采用三部法,即候气、行气、催气手法。进针后停留3~5分钟,谓之候气;然后捻转使局部产生针感,谓之行气;再隔5分钟行针1次,加强针感,使之向四周或远处扩散,谓之催气。留针30分钟后起针,每日1次,10日为1个疗程。

32.浮针治疗法

(1)定位:首先明确阳性反应点(痛点或压痛点),距离阳性反应点上下左右6~10cm处确定一比较平坦、便于进针的进针点,进行标记。颈椎病患者进针点多选在颈椎两旁压痛点下方,因其病根源在颈椎,颈部压痛点消失了,其他部位压痛可迎刃而解。

(2)操作:局部常规消毒后,取特制专用针具(约4cm长的塑料套管针),在进针点快速刺入皮下,然后针尖直对痛点,将针身平贴皮下向前推进,力求无酸麻胀痛等感觉。进针完毕后,手握针座左右摇摆,使针体作扇形运动2~3分钟,直到患者的疼痛和头晕症状完全消失或减轻为止。抽出针芯,用胶布固定于针座上,以固定留于皮下的软套管。留针24小时,部分病例可适当延长留针时间。出针后间隔1~2日,再行浮针治疗。

33.三步针罐法

(1)取穴:主穴取中平、后溪、整脊、颈夹脊穴、阿是穴。颈型配肩井、天宗;神经根型配曲池、合谷；椎动脉型配风池、翳风；脊髓型配曲池、合谷、阳陵泉、太冲；交感型配外关、合谷、足三里、太冲；混合型则根据相应各型选取。

(2)操作：第一步，用 30 号 2.0 寸毫针直刺双侧中平(位于外踝最高点与外膝眼连线的中点)1.5～1.8 寸，双侧后溪 0.3～0.5 寸，向鼻根方向斜刺整脊(前正中线，印堂上 1.0 寸处)1.0～1,5 寸，以得气为度，嘱患者深呼吸，并做对抗性颈项活动 2 分钟。第二步，根据不同患者的证型，采用平补平泻的手法，用 30 号 1.5 寸毫针针刺配穴，得气为度，然后再针刺双侧颈夹脊穴，入针 0.8～1.2 寸，以得气并向肩部传导为度，再用 KWDⅡ-808 型电针仪行双侧对称性疏密波脉冲刺激 20 分钟。第三步，取针后，在阿是穴(项背部压痛点、颈项条索状硬节处)行刺络拔罐 5 分钟，令出血 3～5mL。每日 1 次，10 次为 1 个疗程。

34.梅花针罐法

(1)定位：病变椎体周围寻找压痛点或阳性反应物、颈四至颈七夹脊、大椎。

(2)操作：先在病变椎体周围寻找压痛点或阳性反应物，一旦触及索状物、结节物、泡状软性物或压痛点，先叩打这些部位，然后叩打颈四至颈七夹脊和大椎。叩打见患处皮肤出血后立即拔罐，定罐 5～10 分钟。各部位出血量不等，一般为0.5～3mL。一般多采用泻法(重叩)，虚证配肾俞行补法(轻叩)。去罐后拭去瘀血，常规消毒。每周治疗 2 次，10 次为 1 个疗程。

35.耳针治疗法

(1)取穴：颈椎、神门、皮质下、肝、肾；肩臂痛加锁骨、肩、肘，头痛加枕、额，眩晕耳鸣加枕、内耳。

(2)操作：在所选耳穴上严格消毒后，在敏感点以 30 号 1 寸毫针刺入 0.2～0.3寸，每穴得气后留针 10～15 分钟，留针过程中间歇行针 2～3 次，并配合颈部活动，幅度由小到大。每周 2～3 次，10 次为 1 个疗程。或以撤针型皮内针埋耳穴，嘱患者每日每穴按压 3～5 次，使其产生酸麻胀痛感。

36.耳穴压豆法

(1)选取耳穴：皮质下、肾上腺、交感和神门；伴视力减退加睛明、攒竹；伴恶心呕吐加内关、中脘；伴有神经衰弱症状加神门、百会；伴突然摔倒加百会。

(2)操作：①耳穴取穴法：均采用火柴棒以轻、慢、均匀的手法找出这些敏感点。②操作方法：耳穴常规消毒后，用王不留行贴附于小方块胶布中央，然后贴敷于耳穴上，按压王不留行，产生酸胀感，嘱患者自行每日按压 5～7 次。5 日一换。

37.手针治疗法

(1)经穴法:取外关、养老。外关用 3 寸毫针向上斜刺 1.5～2 寸,当出现酸胀感并向肘肩扩散时,再大幅度捻转数下,尽量使针感向上;养老向内关方向斜刺1～1.5 寸,使手腕产生酸麻感,并尽量使针感向上传导。

(2)手针穴法:取颈中点。以 0.5 寸毫针刺 0.2 寸,中等强度刺激,留针 20分钟。

(3)手象针穴区法:取桡倒象、尺倒象之相应颈部位。毫针浅刺,强刺激,不留针。

(4)第二掌骨侧针法:取颈。以毫针刺 0.8 寸,留针 30 分钟。

38.足针治疗法

(1)经穴法:取昆仑、至阴、厉兑、丘墟。毫针平补平泻,针后加灸,留针 30分钟。

(2)足针穴法:取颈中。以 0.5 寸毫针刺 0.2 寸,中等强度刺激,得气后留针 20分钟。

(3)足象针穴区法:取足伏象、腓倒象之相应颈、患肢部位。以毫针刺 0.5 寸,小幅度提插捻转,留针 10 分钟。

39.穴位注射法

(1)取穴:头痛、头晕取风池穴,颈椎骨质增生部位及痛点取颈夹脊穴(参考 X线片),肩背及上肢痛取肩中俞、肩外俞、心俞、肺俞穴。

(2)药物:丹参注射液 10mL,10％葡萄糖液 6mL,维生素 B_{12} 1mL,1％利多卡因注射液 4mL,疗程首日加醋酸氢化泼尼松 25mg。

(3)操作:取 20mL 一次性注射器,6 号半注射针头,抽取上述药液均匀混合。令患者取坐位,暴露颈背部,皮肤常规消毒。风池穴,医者持注射器近皮肤垂直方向,快速刺入皮下组织,缓慢推进 0.5 寸,回抽无血,将药液缓慢推入;颈夹脊穴、肩外俞、肩中俞、心俞、肺俞,医者右手拇指捏起皮肤,将针与皮肤成 30°沿人体纵轴方向快速刺入皮下,缓缓沿皮下进针 0.8 寸,回抽无血,将药液缓慢推入形成皮丘。每次选用两个穴位,每个穴位注入上述混合药液各半,每日 1 次,7 日为 1 个疗程。

40.颈丛注射法

(1)药物:丹参注射液 4mL,川芎嗪注射液 40mg,地塞米松注射液 10mg,维生素 B_{12} 注射液 3mg,山莨菪碱注射液 10mg,2％利多卡因注射液 40mg。

(2)操作:患者平卧,头偏向对侧,常规消毒。用 20mL 注射器盛混合药液,以 7

号针头于胸锁乳突肌后缘中点处,针头方向沿该肌中点后缘推进,当有突破感时表示已穿破筋膜,回抽无血及脑积液时即可注药。每3日注射1次,3~5次为1个疗程。

41.激光针灸法

(1)取穴:颈夹脊、风池、率谷、肩井、中渚、后溪。

(2)操作:采用上海产欧帕 G2A-DGP 多功能激光系统治疗仪,激光波长6.30nm,功率2.4mW,带有16路光导传输。治疗时嘱患者取坐位,两臂自然放在治疗台上,医者对上述穴位进行分次照射,激光输出端可直接接触穴位皮肤,每个穴位5分钟。每日1次,10次为1个疗程。

42.微波针疗法

(1)取穴:颈部夹脊穴。

(2)操作:每次选取2~3对夹脊穴,毫针刺入穴位得气后,将微波天线套在针柄上,调整输出功率至有针感,但无刺痛感为宜。每个穴位治疗10分钟,以穴位周围有红晕或红斑为度。隔日治疗1次,7次为1个疗程。

43.温通药灸法

(1)处方:黄芪、当归、威灵仙、附子各1份,细辛2份,艾绒3份。

(2)方法:以上诸药经制剂室烘干研细制成。治疗时取上述药灸散30g放于特制容器中,加姜酊(以75%酒精100mL加入鲜姜片20g密封浸泡5日后应用)混匀点燃,放于颈部大椎穴上局部熏灸,每次30分钟,每日1次。10日为1个疗程。

44.隔姜药灸法

(1)取穴:风府、天柱、大椎、陶道及痛点。

(2)药物制备:白胡椒100g,栀子、延胡索各200g,川芎50g,草乌25g,红花10g。以上方药研成细末,用1000mL山西陈醋浸泡2周,滤去药渣,用上清液适量。另将生姜洗净切成0.2~0.3cm厚的姜片,每隔0.3cm扎1个小孔,此姜片放入上清液中浸泡1周就可使用。

(3)操作:灸时每次选2~3个穴位,找准穴位,放好药物浸泡的姜片,点燃艾条,对准姜片,采用无瘢痕隔姜雀啄式灸法,以有疼痛感为度,每次灸30分钟。以泻法为主(将艾条点燃后,不断地吹其火,以助艾火尽快燃烧,灸后不要按压施灸的穴位)。每日治疗1次,交替使用穴位,连续治疗5次为1个疗程。

45.冷灸疗法

(1)冷灸散制备:将血竭、朱砂、蓬砂、冰片、制马钱子各3g,威灵仙、细辛、羌活、独活、当归、川芎、三棱、莪术、丹参、伸筋草、透骨草、蟾酥各 10g，白芥子 60g，面粉 30g。以上诸药粉碎，混合均匀即成冷灸散，收入密闭容器备用。

（2）操作：用时取适量冷灸散，凉水搅拌成面糊状，直接贴于颈后部，外用胶布将药糊封闭固定。一般 20 分钟左右颈部自觉发热，持续敷贴 2 小时，去掉药糊，局部用湿毛巾擦干净。此时，可见颈部皮肤潮红，这是药物的正常反应。根据皮肤反应情况，一般每日 1 次或隔日 1 次，7 日为 1 个疗程。

二、推拿治疗

1.仰头摇正法

仰头摇正法适用于枕寰关节、寰枢关节的旋转式错位。患者仰卧，低枕。医者一手托其枕部，一手托其下颌，使患者头部上仰（仰头可使颈二至颈七后关节闭锁成"定点"）、侧转，嘱患者放松颈肌（缓慢动 2～3 下），待头转到最大角度时，稍加有限度的"闪动力"，即可使错位的关节复位，此操作中有时还可听到关节复位的弹响"咯得"声。此法亦可取坐位操作。

2.低头摇正法

低头摇正法适用于颈二至颈六后关节旋转式错位。患者侧卧，平枕，低头（中段颈椎前屈约 20°，下段颈椎前屈大于 30°），医者一手轻拿其后颈，以拇指按压于错位的横突后隆起处下方作为"定点"，另一手托其面颊部作为"动点"，以枕部为支点，转动头部，当摇头至最大角度时，"动点"的手用有限度的"闪动力"，"定点"的拇指按压成阻力，使关节在动中因"定点"的阻力而复位。根据需要（缓慢复位法）可重复 2～5 次。

3.侧头摇正法

侧头摇正法适用于颈二至颈六钩椎关节旋转式错位和侧弯侧摆式错位。患者侧卧，低枕，头前屈，医者一手托其耳区头部，另一手轻拿其后颈，拇指"定点"于错位之横突下方，将头搬起呈侧屈状作摇头活动，动作同低头摇正法。

4.侧卧摇肩法

侧卧摇肩法适用于颈五至胸二的旋转式错位。患者侧卧，平枕，患侧上肢垂直，手置臀部，医者立于其后，用拇指、食指钳夹于错位关节的横突前后方，另一手扶于肩部，做向前推、向后拉的摇动，"定点"是对抗的阻力，它使旋转错位在摇动中复正。此法与低头摇正法原理及适应证相同，只是"动点"在下，改为摇肩，使作用力易于达到颈胸交界处。尤其对上位颈椎失稳的患者，可避免因低头摇正角度过大而损伤上颈段。注意摇肩时先将其肩向下推,以免关节闭锁难以复正。

5.侧向搬按法

侧向搬按法适用于颈二至颈六侧弯侧摆式错位和钩椎关节错位。患者仰卧,医者立于床头,一手拿其后颈并以拇指按住患椎横突侧向隆起处按压(侧摆者只按一点,侧弯者由下而上逐点按压),另一手托住下颌并以前臂贴其面颊部,两手合作将患者头向上牵引并屈向健侧,再屈向患侧(让错位关节先开后合)。当颈屈向患侧至最大角度时,拇指"定点"不放松,并与"动点"手协同做扳、按、牵联合"闪动力"以使错位关节复位。有时患者可听到关节弹响声,医者拇指亦可有关节复位的弹跳感,多可成功。此法亦可改用侧卧位,去枕,用抬头做侧扳按动作,与侧头摇正法同用,抬头角度加大,颈六至胸二侧摆侧弯式错位者,可将"动点"改为推肩拉肩,此法必须使错位椎间侧屈活动度加大些才易成功。

6.挎角搬按法

挎角搬按法适用于颈二至颈四后关节错位,或关节滑膜嵌顿松解后关节肿胀者。患者取健侧卧位,低枕,将头偏向健侧前屈,充分展开患椎关节,医者双手拇指轻力弹拨其颈部紧张肌腱(提肩胛肌、夹肌多见)做滑膜嵌顿的诱导松解,使嵌顿的滑膜退出,并揉捏颈肌使之放松,然后一手拇指"定点"于肿胀隆起的偏下方,另一手扶对侧头面部,将头搬起屈向健侧前外 45°,再斜扳往后外侧 45°,如此斜向扳按压该隆突关节,重复 2～3 次即可复平。

7.俯卧冲压法(旋转分压法)

俯卧冲压法适用于颈胸交界区(颈六至胸三)的关节错位。以颈七棘突左偏、胸一棘突右偏伴压痛为例,患者俯卧于软枕上,头向床边悬空,面向右颈部放松。医者立于床头,右手掌根按于颈七棘突左侧,着力点落在椎板(棘突根)部,左手掌根按于胸一至胸三棘突右旁做定点。令患者深呼吸,当其呼气时,医者双手用有限度的冲压力下按,右手"动点力"稍加大,可重复 2～3 次。由于医者双手作用力方向不同,对旋转式错位较易复正。对滑脱式错位,可改为双拇指同按于后突的椎旁两侧,在双掌牵拉头颈时双拇指加按压力,以达到牵引推正的目的。本法亦常用于胸椎段错位。

8.侧卧推正法

侧卧推正法适用于各颈椎前后滑脱式错位,对颈轴变直、反张者有效。患者侧卧,平枕,低头。医者用拇、食两指夹持后突棘突两旁椎板做"定点",另一手托其下颌,使头做前屈后仰活动。当仰头时,"定点"之手稍加力向前推动,使反张的椎体在运动中被推正。滑脱较重者，用牵引向下推正较易成功，或取仰卧位于推正时加牵引力，亦可复正。

9.牵引下正骨法

牵引下正骨法适用于颈椎椎间盘突出（膨出）、椎间盘变性并发错位（徒手复位困难者）、多关节多形式错位、倾位仰位式错位及骨质增生合并错位者。利用牵引使椎间隙相应增宽，加大三条纵韧带拉力，有利于前后滑脱式错位的复位，牵引后选用摇正法、推正法、侧向扳按法复位，对小关节有交锁和滑脱嵌顿者较为安全和适用。实验证明，对于尚未硬化的椎间盘变性（早中期）椎间隙变窄，牵引能使椎间隙增宽，故对老年人的椎间盘变性并发错位，用牵引下正骨法复位较安全、舒适（无痛），而且疗效显著。本法对于重症颈椎病患者，可以减少其手法复位的副损伤或免除手术之苦。对于颈一、颈二错位有眩晕者，应先用卧位徒手复位，再用本法治疗中下段颈椎错位，以避免因牵引刺激椎动脉而致眩晕加重。牵引下正骨法与上述徒手正骨法原理相同。

患者坐于 QY-4 型牵引椅上（牵引力及角度同牵引疗法），医者站其后，双手扶患者双肩缓慢向后拉至一定角度，再缓慢向前推回中立位，嘱患者双手随身体做前后摆动，颈肌放松。此为预备（放松）手法。

牵引下推正法：适用于前后滑脱式、倾位仰位式和左右旋转式错位者。医者双手拇指"定点"于后突之棘突旁椎板处（滑脱、倾仰者"定点"于同一棘突旁，旋转者"定点"于棘偏处左右不同棘突部），向后拉到最大角度，向前推动时双手拇指加力推正之。若颈椎为前滑脱（暴力性损伤者），则改为由前向后推，拇指"定点"于前脱的横突前侧，左、右侧分别进行，医者站于患者的侧方。

牵引下摇正法：适用于颈三至胸二旋转式错位者，或作为颈椎关节紊乱的常规调整法。手法与徒手低头摇正法及摇肩法相同。选用复位角度后，让患者双手抓住坐椅后部以保持颈部前屈位，医者一手拇指按压于选好的"定点"隆起横突后侧，另一手用摇头或摇肩法完成正骨。以颈四至颈五左右旋转式错位为例，触诊横突部颈四右侧后突，颈五左侧后突，取 30°牵引角度，医者拇指"定点"于颈四右侧后突的横突，右手扶下颌做摇头动作，在头右转达最大活动度时，左手拇指加阻力，以迫使颈三至颈四椎间复位，可重复 2～3 次（缓慢复位法），或加"闪动力"（快速复位法）。医者改用右手拇指"定点"颈五左后隆起之横突后侧，左手托扶下颌做摇头活动，当左转头达最大角度时，右手拇指加阻力，迫使颈四至颈五椎间关节复位，可加"闪动力"或重复 2～3 次。如错位在颈胸交界处（颈六至胸六），则改用摇肩法，以拇指按于横突后侧或棘突偏歪处为"定点",另一手掌由前向后推肩(单侧肩后旋使上体活动),重复3～5次,再如法做另一侧。

牵引下扳按法:适用于侧弯侧摆式错位(钩椎关节错位)。医者一手虎口扶于错位椎旁隆起之横突侧方(加点以第2指掌关节处为主)作"定点",另一手握患者对侧肘部或腕部,徐徐用力向下拉,使患者颈部侧屈20°左右,此时"定点"手加力推按,然后还原,重复3～5次,侧摆椎关节复正即告完毕。若为系列"C"形侧弯或"S"形侧弯,则应按序列逐个按压复位,先做健侧(无症状侧),后做患侧(有症状侧),效果较佳。

10.反向运动法

反向运动法适用于松解肌痉挛、肌性牵涉性痛和肌挛缩。例如颈椎病正骨后屈颈仍感颈连背有牵拉性痛者,患者坐于凳上,医者立于其后,用同侧拇指或屈肘按住患者背部痛点(稍上),另一手扶其肩部,嘱患者头先仰,然后用力前屈。在患者前屈头时,医者用力按住痛点,力的方向与屈头方向相反,使痛点肌肉(最长肌)因两人作用力相反而得以松解,反复1～3次,常可使顽固性痛点消失。又如钩椎关节错位引起斜角肌痉挛,用牵引下正骨法复位后,触诊时仍有肌紧张者,亦可应用牵引下反向运动法使之松解;再如颈肩综合征和老年性肩周炎患者,如触诊时有后斜角肌紧张,可以触及颈五至颈七横突前方隆突压痛处,做头手对抗或肩手对抗法,也常可收到立竿见影的效果。

第四节　颈椎间盘突出症

颈椎间盘突出症是由于颈部突然的无防备的过度活动,或椎间盘发生退行性改变而出现急慢性压迫性颈神经根病变或以脊髓病变表现为主的一类疾病。其发病率为全部椎间盘突出症的4%～6%,为腰椎间盘突出症的10%。发病年龄较颈椎病小,发病时间短者数小时,长者数年。根据发病原因及临床表现,本病常分为急性颈椎间盘突出症、慢性颈椎间盘突出症、亚急性颈椎间盘突出症三个临床类型。本病一般归属于中医学"痿证""痹症""头颈痛"等范畴。

一、针灸治疗

1.毫针法

(1)取穴:主穴取风池、天柱、风府、曲池、天井、尺泽、合谷、后溪,配穴取肩中俞、大椎、大杼、肩井、天宗、曲泽、少海、悬钟。

（2）操作：每次选用 3～5 个穴位，常规消毒后，采用中等刺激或强刺激。风池穴向对侧眼睛方向斜刺 0.5～1 寸，使局部有酸胀感；风府穴向下颌方向缓慢刺入 0.5～0.8 寸，使局部感觉酸胀，针尖不能向上；其余穴位常规针刺。每日 1 次，10 次为 1 个疗程。

2.电针法

（1）取穴：主穴取颈椎间盘突出部位的相应夹脊穴，配穴取患侧肩髃、曲池、手三里、后溪。

（2）操作：主穴选用 0.35mm×40mm 的毫针，针尖向脊柱方向斜刺；配穴常规针刺。得气后接 G6805 型电针治疗仪，颈部夹脊穴连接一对导线，肩髃、后溪连接一对导线，输出频率选用高频、连续波，刺激强度以患者能耐受为宜，留针 30 分钟。每日 1 次，10 次为 1 个疗程。

3.温针法

（1）取穴：主穴取突出椎间盘上、下节段双侧颈夹脊穴 6～8 个穴位；配穴取大椎、风池。肩臂手部疼痛麻木乏力，依症选加患侧阿是穴、肩髃、肩前、巨骨、曲池、手三里、合谷、养老等穴位；下肢症状明显者，依症选用患侧殷门、风市、足三里、悬钟、太冲等穴位。

（2）操作：穴位局部常规消毒，快速针刺，得气后行温针灸。每次 30 分钟，每日 1 次。

4.深刺电针法

（1）取穴：患侧颈部夹脊穴，即突出椎间盘相应椎体的夹脊穴。

（2）操作：穴位常规消毒，用 0.35mm×60mm 毫针垂直进针，刺至椎板后针下有触及骨样硬物的感觉，遂改变针尖方向，向上、下关节突内侧间隙方向缓慢轻巧进针，待患者产生向头部放射感或向手臂、手指放射感或抽动后，停止进针，并把针体略上提。然后行电针治疗，选择连续波，频率为每分钟 80～100 次，刺激强度以患侧颈部肩臂肌肉轻微抖动及患者可耐受为度。留针 40～60 分钟，每日 1 次，10 次为 1 个疗程。

5.针刺照射法

（1）取穴：主穴选相应夹脊穴、肩外俞、肩井、风池等；头痛头晕配百会、太阳，肩背酸痛配天宗、风门，上肢痛麻配曲池、肩髃、外关、合谷，下肢无力配阳陵泉、足三里、绝骨。

(2)操作:可根据疼痛放射线和感觉异常区的走向、分布选穴。除百会用平刺法外,其余各穴均用直刺法,平补平泻,每日 1 次,留针 30 分钟,针刺后即在病变局部用神灯照射。10 日为 1 个疗程。

6.定位针刀法

(1)定位:依据 MRI 显示,定位相应颈椎棘突间压痛点(阿是穴)。

(2)操作:局部常规消毒,医者戴口罩、无菌手套,选准痛点,垂直迅速进针刀,切割并左右剥离 1～4 次,粘连组织被切开,医者针刀下无明显阻力感即可出针刀,术后用创可贴贴之。每次治疗可选取 2～4 个痛点,如果肩背部有痛点,也同时治疗。10 日治疗 1 次。针刀治疗后,可用气囊颈椎牵引器围在颈部后充气,减轻颈椎间盘的刺激作用,以利于颈椎间盘突出症的恢复。

7.三步针罐法

(1)取穴:主穴取整脊(平衡针穴,神庭与印堂连线中点),中平(奇穴,外膝眼与外踝连线中点),后溪,颈夹脊穴,阿是穴。少阳经气不利者,加外关、中渚、丝竹空、瞳子髎;阳明经气不利者,加合谷、曲池、太阳;太阳经气不利者,加支正、小海、肩中俞、肩外俞;类痉证者,加外关、阳陵泉、太冲;类痿证者,加肺俞、肾俞、足三里。

(2)操作:第一步,施以平衡针法,针刺主穴。患者于诊床上取端坐位,常规消毒后,用 30 号 2.0～3.0 寸毫针,整脊,针尖朝下,提插进针,沿皮下骨膜外入针 1.5寸,施提插泻法,令酸麻胀感放射至鼻根。后溪和中平行提插捻转泻法,后溪向腕部斜刺 1.0 寸,令针感向前臂放射,直刺双侧中平 1.5～1.8 寸,使针感下传至足。嘱患者活动患部 2 分钟,不留针。第二步,电针颈夹脊穴,针刺颈夹脊穴和配穴,行平补平泻法,类痿证用补法,夹脊穴针刺入 0.8～1.2 寸,得气并向肩部放射为度,再用 KWD2-808 型电针仪行双侧对称性疏密波刺激 20 分钟。第三步,取针后,选择1～2 个阿是穴,用 75％酒精常规消毒,用中号三棱针刺破血络,深度 2～4mm,令出血 3～5mL,之后在穴位上拔罐,留罐 10～15 分钟。刺络放血每周 1～2 次,拔罐隔日 1 次。

8.穴位温灸法

(1)取穴:风池、突出椎间盘相对应的夹脊穴、阿是穴、肩髃、大椎、肩井、天宗;排尿困难者加百会。

(2)操作:①将艾绒用单层细纱布包裹自制成艾袋;②根据灸头大小,将附子、细辛、川乌、草乌各等量,用 95％酒精适量调和,制成黏稠药饼;③将艾袋置于灸头腔内,灸头分别置于上述穴位行温灸。疼痛剧烈者在阿是穴上加用药饼。每日 2

次,每次 30 分钟。同时配合颈椎牵引,急性发病者牵引间隙期加用颈围保护,连续治疗 20 日。

9.硬膜外封闭法

(1)定位:患者取患侧卧位,颈部屈曲,充分暴露颈六至胸一棘突间隙。

(2)操作:常规消毒局麻后,选择颈七至胸一棘突间刺入针头,针尾向骶侧适当倾斜,当针头有黄韧带突破感后,拔出针芯,回吸无脑脊液,注气无阻力,将导管向颈上段送入硬膜外腔 3～4cm,上肢有异感则止,退针留管,经导管注入封闭液(康宁克通 1mL 加 1%利多卡因 5mL)2mL,观察 5 分钟,无脊髓麻醉征象时,将余药推完后拔管,观察 15 分钟,无任何不适反应可允许患者离开。封闭疗法一般只在首次治疗时施行,若疗效不佳则 7 日后再行 1 次即止。

10.关节囊封闭法

(1)定位:医者首先用单拇指在距患者颈部后正中线旁开 2～3cm 皮肤处,沿颈椎两侧关节柱由上而下触诊检查确定肿大关节囊,肿大关节囊多呈半圆形,如杏核大小,有压痛,两侧多交叉出现。

(2)操作:嘱患者颈部先向前屈曲约 35°,颈部再向关节囊肿大侧旋转 20°～30°,此时患者用双手掌扶持前额部,双肘支撑在桌面上固定住这个位置。用蘸有甲紫的棉签在关节囊肿大的皮肤投影处做一标记,局部皮肤常规消毒后,持注射器(针头常用 5 号细针头)由标记处向肿大关节囊刺入,针尖方向朝向颈椎中央线,抵达骨质后,回抽无血液或无脑脊液流出,加压注入所备药物(20%利多卡因 1mL,强的松龙混悬液每次每个关节囊 25mg)。术毕,针眼敷上无菌棉球即可。3～5 日封闭 1 次,每个肿大关节囊可封闭 3 次。两侧肿大关节囊可同时进行封闭,亦可先封闭关节囊肿胀及压痛明显的一侧,再封闭另一侧。

二、推拿治疗

1.多位旋扳法

(1)放松手法:患者取坐位,颈肩部自然放松,医者立其后方,首先以轻柔手法,顺肌肉走行方向点揉拿捏颈肩部肌肉,对颈肩部肌肉进行放松;然后稍加力度,对颈肩部的条索状、结节状硬结进行弹拨,力量由轻到重,以患者能耐受为度。施术 5～8 分钟,手法要求持久、有力、均匀、柔和。

(2)颈椎拔伸定位旋转复位法:此手法适宜单个椎间盘突出,椎间盘向一侧突出,相应椎体棘突偏向对侧者。以颈四至颈五椎间盘向左突出,颈四棘突偏向右侧为例。患者取坐位,医者立其后方,腹部顶住患者背部,左手托住患者后枕部,右肘屈曲夹住患者下颌,反复用力,缓慢向上方垂直牵引患者颈椎,并维持一定的牵引力度,然后左手拇指轻轻向下滑动,顶住颈四棘突右侧,嘱患者颈前屈约30°,至所要扳动的椎体开始运动时,再使患者头向左侧屈,头颈向右旋转至最大限度,在维持牵引力下,做一个有控制的幅度稍增大的瞬间的旋转扳动,同时左手拇指向左推顶偏歪的棘突,听到弹响即表明复位。

(3)颈椎侧屈曲扳法:此手法适宜单个或多个椎间盘突出,椎间盘向一侧突出,相应椎体棘突偏向同侧者。以颈三至颈四、颈四至颈五椎间盘向左突出,颈四棘突偏向左侧为例。方法一:患者取坐位,医者立其右侧,以左肘压住患者右肩,左手从头后钩住患者的颈部,右手置于患者头部右侧耳上方,先使患者头颈向左侧屈曲至最大限度,然后突然瞬间用力,加大侧屈曲5°~10°,听到弹响即表明复位。方法二:患者取坐位,医者立其后方,左手虎口叉开,以左手第二掌骨桡侧缘顶住颈四椎体水平的左侧,以此为支点,右手置于患者头部右侧耳上方,先使患者头颈向左侧屈曲至最大限度,双手用腕力向相反方向扳动,听到弹响即表明复位。

(4)俯卧位颈椎定位旋扳法:此手法适宜多个椎间盘突出者。以颈四至颈七椎间盘向左突出,颈四棘突偏向左侧,颈六棘突偏向右侧为例。第一步:患者俯卧于床上,一助手扶患者双肩,医者一手托患者下颌,一手扶后枕部,两人向相反方向用力,中立位拔伸颈椎。第二步:另一助手用双手拇指分别顶住颈四棘突的左侧和颈六棘突的右侧,在维持牵引力下,医者向左旋转患者颈椎至最大限度,然后突然加大5°~10°,同时助手双手拇指向中线方向推顶颈四和颈六偏歪的棘突。

(5)整理手法:患者取坐位,颈肩部自然放松,医者立其后方,轻揉颈部,理顺肌肉,同时在医者的配合下,患者做颈部前屈、向后伸、侧屈、旋转运动。

2.松解复位法

(1)点穴麻醉止痛法:患者矮凳坐位,嘱其挺胸微低头,双肩臂下垂,自然放松,医者站于患者侧后方,先以指针法点按风池、肩井、大椎、陶道、缺盆,必要时加合谷及内关透外关各1~3分钟,以得气为度。

(2)颈肩肌筋按摩松解法:患者坐势同前,医者以一手扶托患者前额部,另一手以指腹从乳突以下顺胸锁乳突肌、颈直肌、斜方肌施以点按、分理、弹拨、推揉等多种手法,以松解颈项部和肩背部肌肉、肌腱、筋膜的粘连,解除其紧张、痉挛和挛缩。一侧完成后两手交换,重复以上动作,并顺势往下行术,直至肩及上背部,此时不用扶持前额部,可双手同时施术,主要对肩胛提肌、冈上肌、冈下肌等施术。因操作术野较大,可加上平推手法,手法宜交替重复进行,时间 5～10 分钟,以颈项部、双肩背部组织松软弛缓、肌筋柔顺为度。

(3)牵引摇晃转侧松解法:患者原坐势不变,医者半蹲站桩式站稳,宁神提气,左肘弯固定患者下颌,上臂前臂分别固贴患者双颊,左手五指固定患者右颞耳部,右手虎口扶托患者颈枕部,双手同时用力向上悬吊牵引。嘱患者精神放松,用力下坐自坠,3～5 分钟后,医者在维持牵引下将患者头颈部作缓慢而有力的左右摇晃、旋转、多方向偏斜,以求松解颈椎周围组织及椎间粘连,增大病灶椎间隙的宽度,增大患椎周围各组织,尤其是颈部后纵韧带的张力,以利于突出髓核的顺利回纳。摇晃、旋转、偏斜的强度、力度、角度和持续时间则根据患者的年龄、体质、病程的长短、病情的轻重程度不同而有所差别。

(4)旋转复位法:复位前要仔细阅读 CT 或 MRI,熟记确诊的患病颈椎和椎间盘突出的方向,分清属于屈曲型还是伸直型。然后在患者颈部以拇指指腹从不同方向、不同位置(曲颈或伸颈)触摸,找准患椎棘突及其位移的方向,并以位移的方向来决定施术的方法和步骤。以颈三至颈四椎间盘突出后中央型为例,后中央型突出属屈曲型,若颈三棘突偏右移位、颈四棘突偏左移位,则患者原坐姿不变,医者原悬吊、拔伸、牵引姿势不变,但右手从托枕后改为右拇指指腹紧贴左偏的颈四棘突扣紧,余四指紧贴颈部。此时医者左手、前臂及肘部向上向左用力,使患者头部在牵引下稍向后仰,并向左侧旋转至患者下颌近肩时,突然发力斜扳,右拇指侧同时向右向前发力扣顶,此时可闻及响声及右手拇指下有复位滑动感。然后双手交换位置,左手拇指改扣顶颈三棘突,重复以上动作,完成后即告复位成功。此时嘱患者抬头挺胸,颈部过伸位相对固定。其余颈部各椎均可举一反三,依此类推处理。此法为治疗的关键手法,应因势利导,一气呵成,太过易出危险,不及则不能复位。

(5)颈肩肌筋理顺复平、通络止痛松解法:患者坐于矮凳,抬头挺胸取坐位,医者站于患者身后,用双手指指腹和掌根对颈后斜方肌、头颈夹肌、头颈半棘肌、冈上肌、冈下肌、肩胛提肌等,顺序进行拿捏、弹拨、点按、推揉、梳理。肩胛部等术野宽广者,可行平推等手法,并以医者双手分扣患者双肩,膝部顶住患者颈七、胸一和胸二椎棘突,反向用力,使患者被动扩胸抬头,颈部后伸。再分别被动活动患者双肩和牵抖双上肢,借以广泛松解粘连,疏通气血,通络止痛。

3.提抻牵引法

(1)颈部疼痛区松解法:患者正坐,医者站其后方。在颈部以椎间盘突出部为中心,对压痛点进行轻柔和缓的揉法治疗约 10 分钟。揉揉时用力从轻到重,逐渐加压,使深层肌肉温热酸胀得气为度。施术时以制动手固定头颅,操作手施术。操作过程中,防止颈椎前后左右摆动幅度过大而加重疼痛,引起颈肌过度痉挛。

(2)颈肩部揉动点按法:颈肩部施以小鱼际揉法,并交替点按颈部夹脊穴、风池、肩井、缺盆、天宗、秉风等穴位,每穴点按 3~5 次,每次点按以得气为度,约 10 分钟。

(3)颈部痛点和夹脊穴弹拨法:在以上穴位的颈段竖脊肌和斜方肌点按之后,另在痛点、硬结处、脊上韧带施行弹拨法约 5 分钟,弹拨力度以患者能耐受为宜。

(4)肘托颈提抻法:患者正坐,头呈中立位或稍前倾位。医者站其后侧方,一手从颈前穿过,用肘弯托住患者的下颌,另一手掌托扶住患者枕部,然后两手同时发力缓慢向上,使颈椎受到缓慢拔抻提拉而拉长患者颈部,操作时以患者拔抻至臀部稍离座凳为度。然后配合用后仰抻展法,即操作手向后缓慢用力,使颈椎沿其额状轴后仰至疼痛阻力点时,将颈椎保持此位置,同时制动手向前用力,令患者放松并配合呼吸,片刻后,待颈椎产生松弛效应,操作手再缓缓发力使颈椎后仰的范围小幅度增大。此法可重复操作数次。用力提抻牵引时宜轻拔慢提缓抻,忌用猛力和旋转手法,避免肘弯压迫气管和颈动脉,防止角度不当损伤脊髓。

(5)仰卧牵引整复法:令患者仰卧位,将 10cm 高枕头置于头部。医者制动手托住患者的后枕部,操作手轻揉点按、点压颈部及肩背肌肉的起止点,在人工牵引状态下对小关节错缝行整复治疗,使小关节松动后,把小关节推向脊柱方向,一般能感到小关节松动的响声,患者也自觉舒适。

4.推拿动牵法

(1)推拿手法:

1)舒筋类手法:依据患者具体情况选择坐位、侧卧位,或仰卧位。先对颈肩上臂的软组织运用一指禅推法、揉法、指揉法及拿法,操作 3~5 分钟,以解除颈、肩、上臂及上肢的软组织痉挛,改善血液循环。

2)正骨类手法:触诊检查时可发现相应椎体节段有椎体滑脱、旋转、侧摆等错位改变,同时在 X 线片上得到相应的印证,需要用相应的正骨手法予以纠正,常用方法有以下几种。①低头摇正法:用于颈二至颈六颈椎后关节"旋转式错位"。患者侧卧(先做健侧,后做患侧),平枕,低头位(中段颈椎前屈约 20°,下段颈椎前屈30°以上)。医者一手轻托后颈,拇指按于错位横突隆起处略下方作为"定点",另一手托扶患者下方面颊作为"动点",以枕部作为支点,将头颈转动,当摇至最大角度时,托面颊之手用有限度的"闪动力","定点"的拇指同时加力按压,使关节在动中因"定点"有压力而复位。缓慢复位法,不加"闪动力",重复2～5次。②侧头摇正法:用于颈二至颈六钩椎关节"旋转式错位"。患者侧卧(凸侧在上,凹侧在下),低枕,颈前屈度如上述。医者一手托其枕侧耳部,另一手拇指"定点"于患椎后关节下方,将头抬起做侧屈并转动摇正(动作如低头摇正法)。侧弯者,先治健侧,后治患侧,由下而上逐个复位。也可以在牵引下做侧向推正法给予纠正。③侧卧摇肩法:用于颈二至颈七、胸一至胸二"旋转式错位"。医者一手拇指、食指夹置于其横突隆起处前、后方作为"定点",另一手扶其肩部做向前推向后拉的摇动,定点要配合用阻力,使关节在摇动中复正。每做完一次整复后,需要用两手触诊来检验颈椎整复的效果,如感觉不到位可以在牵引下继续调整。

(2)动态牵引:选用 Q-7 型颈椎牵引椅,患者取坐位用颈椎枕领吊带牵引,选用重量 10～14kg(依据患者病变节段,一般上颈段重量轻,下颈段重量稍大),牵引2～3分钟。医者立于患者身后,用一指禅推法、指揉法、拿捏法操作1～2分钟。用双手拇指抵住病变椎体棘突,做牵引下颈椎的屈伸运动5～10次,主要目的是调整颈椎前后滑脱式错位。之后用一手按住患者患侧的肩部,另一手拇指抵住病变棘突,手掌扶于颈部,做颈椎部患侧侧屈运动5～10次,运动过程中调整颈椎之侧摆式错位。再做侧后屈45°运动5～10次。最后用指揉法、擦法操作1～2分钟,手法结束后缓慢放下牵引器。

5.牵引下手法

(1)牵引下推拿法:采用 QY-7 型颈椎正骨牵引椅,牵引重量初始常用 16～18kg,适应后可酌情增加至 18～20kg,最大为 24kg。正骨时选择角度为 10°～30°。患者牵引固定后,医者站于其后方实施手法治疗。手法的操作程序分为四步:放松手法;正骨手法;强壮手法;痛区手法。①放松手法:酌情选用揉法、按法或振法放松椎旁软组织。②正骨手法:后推正法适用于"前后滑脱式"和"倾位仰位式"旋转式错位者;左右摇正法适用于中、下段颈椎"左右旋转式错位"者;侧按扳正法适用于"侧弯侧摆式错位"(钩椎关节错位)和"混合式错位"者。重复上述手法2～5次。③强壮手法:这是调理整体经络、气血的手法,包括弹拨、拿捏、拍打和点穴法,根据病情选用。④痛区手法:痛区手法作为结束手法,可根据不同症状,选用兴奋或镇静手法。以上治疗10～15分钟,每日1次,10日为1个疗程。

(2)颈椎保健操:伸屈颈练习,颈前屈(低头)、后伸(仰头)各3～5次,动作以慢为宜,每个动作都要回到颈椎中立位;低头转颈肩练习,左右各3～5次;侧屈舒颈练习,左手拉椅边,头用力向右侧屈,右手拉椅边,头用力向左侧屈,各 2～3 次;伸腰挺胸练习,双手向腰背伸互握,慢而用力做伸腰挺胸,仰头向左、右各做转头动作 2～3 次。以上操作每次 10～15 分钟,每日 2～3 次。

6.牵引顶晃法

(1)颈椎牵引法:应用电动牵引器,颈部保持中立位,每次持续牵引 35 分钟,每日 1～2 次,30 日为 1 个疗程。

(2)颈部按摩法:牵引 20 分钟后开始行手法治疗。先点、按、揉、拨手法在患者颈项两侧反复操作 5～10 分钟,力量中等,宜轻不宜重、宜慢不宜快,充分放松颈部肌肉,然后根据 CT 或 MRI 提示,选择突出较明显的椎间盘。医者的拇指抵住患椎棘突间隙(如颈五至颈六椎间盘突出则抵住颈五至颈六棘突之间的间隙),轻而稳地有节律地向前顶推,使颈椎呈轻度伸展位(头稍后仰),并保持 2～3 秒,而后缓慢放松,使颈椎恢复中立位,如此反复操作 6～8 次,最后医者再以拇、食二指分别抵住双侧颈椎横突间隙,左右轻微晃动颈椎 6～8 次,术毕。

7.牵引复位法

(1)牵引:用电动程控颈椎牵引机牵引。根据患者年龄、性别、体质状况确定牵引力度,一般在 6～10kg 之间观察确定。牵引时间每次 20～30 分钟,每日 1 次,10 次为 1 个疗程。牵引时要求患者全身放松,颈前屈 10°。

(2)旋转复位法:在放松患侧颈、肩、背部肌肉以后施用此法。以患者颈四至颈五椎间盘向左、向后突出为例。患者取坐位,医者立于患者身后。开始缓慢轻柔地将其颈部向右旋转,在头部沿矢状轴上仰时,加大旋转幅度作扳法,同时左手拇指协调地向右推动,有时可听到复位的响声。

(3)纠正颈椎生理弧度:颈椎生理弧弓消失,甚至呈反弓样改变是颈椎椎间盘改变的重要影像征兆,故纠正颈椎生理弧度具有十分重要的临床意义。医者用一手拇指按压患侧棘突间隙旁,另一手抚住患者双颊协调用力,使颈部尽量后伸,反复数次,每次至少持续 30 秒。

(4)点揉穴位:依次用拇指指腹点揉患者风池、肩井、缺盆、曲池、肩髃、肩髎诸穴,如伴上肢麻木者,还需加上臂拔伸、抖动上肢等手法。

8.牵推锻炼法

(1)颈椎牵引法:应用手摇式牵引器,颈部保持中立位,牵引重量 2.5～5kg,每次牵引 20 分钟。

(2)推拿手法:牵引后即行手法治疗。先点、按、揉、揉患者颈肩部,反复 3～5 次,使之充分放松;然后一手扶住患者前额,另一手用拇指向前顶推患椎棘突间隙,使颈椎呈轻度伸展位,再缓慢放松,让颈椎恢复中立位,如此反复操作 3～5 遍。医者再以双手拇指分别抵住患椎双侧横突间隙,其余四指置于面颊,左右轻微晃动颈椎 3～5 次;然后医者双手抱住患者下颌,胸部紧贴患者后枕部,使患者颈部保持中立位,向上牵拉,持续 15～30 秒后,用一指禅放松双侧胸锁乳突肌。最后在受累神经根支配区域点按相关穴位。

(3)功能锻炼:①立地望月:患者站立,双足分开平肩宽,足尖朝前,调匀呼吸,深吸气时慢慢抬头仰望(头部尽量后仰),同时双手后伸手指呈交叉状向下向后用力伸直,呼气时慢慢还原,双手自然下垂,重复 4～8 遍。②顶天探海:姿势同前,深吸气时头颈往前伸,尽量低头望足下,同时双手上举,手指呈交叉状向上向前用力伸展,呼气时慢慢还原,重复 4～8 遍。③环顾旋转法:患者站立,双足并拢,双手叉腰,深吸气时头部慢慢向左(或右)转动,眼睛尽量向左(或右)侧视,呼气时头部还原,然后头部向左(或右)环绕旋转 1 周,重复 4～8 遍。④摩胸锁乳突肌法:患者站立,双足分开与肩同宽,足尖朝前,双手手指交叉抱头后枕部,同时头稍向后用力,头、手呈对抗状,持续 15～30 秒,然后双掌擦热,轻摩双侧胸锁乳突肌 15～30 秒,重复 4～8 遍。

9.提旋侧扳法

(1)提旋法:患者端坐,全身放松,医者站于患者后侧,先按摩患者颈肩部软组织 10 分钟,然后嘱患者低头,医者一手托患者下颌,顺患侧弧形向上提旋,同时另一手拇指按压于偏离中线的患椎棘突旁,向健侧按压患椎棘突,余四指按在枕部向前下推压。

(2)侧扳法:患者保持原坐姿,医者一手拇指按原位不动,余四指按肩,嘱患者抬头平视前方,另一手扶患侧顶部向患侧侧扳。在此二法施法过程中均可听到小关节松动的弹响声,拇指可感到患椎棘突轻度位移。

(3)牵引治疗:手法整骨后进行,患者戴颈牵套,俯卧在 JQ-Ⅰ型脊柱牵引机上,固定肩部及颈牵套,根据患者颈椎长度调好拉距,进行慢速持续机械牵引,牵引时间 10 分钟,持续牵引时间 2 分钟,放松休息时间为 6 秒,牵引重量 10～20kg,角度向上倾斜 5°～10°。牵引同时医者站于患者患侧旁边点压患者颈部和肩背部肌肉的起止点,使小关节松动,把患侧的小关节推向脊柱方向,在牵引的状态下对排列紊乱的小关节进行整复。

10.卧牵侧扳法

①颈部传统推拿操作。②卧位牵引侧扳法:患者取仰卧位,全身放松,医者站

在床前,右手扶其下颌部,左手托其枕骨粗隆部,持续用力牵引约30秒,同时轻度摇动头部;然后,右手托其右侧颊部,使其颈部稍前倾10°～15°,并向右侧转至病理限度,左手放在其左耳后部,在保持一定牵引力的情况下,左手施短促压力,使其超过病理限度3°～5°。左侧亦然。每日1次,无响声出现为止,一般需2～5次。③随症加减手法:神经根型加点揉缺盆,弹拨极泉,理五指,搓、抖上肢;椎动脉型加头面部同法操作15分钟,点按百会1分钟;交感神经型加头面部同法操作15分钟,施掌根推法于桥弓,左右交替进行;脊髓型加擦、拿、点、按等手法作用于背部的膀胱经、督脉及双下肢,施扳、摇法于髋、膝、踝关节。④辅助治疗:患者把枕头做成圆柱体,直径10～15cm,软硬适中,取仰卧位,圆枕放于颈部,可起到自身牵引的作用,每晚用此枕头至少2小时。

11.舒筋理筋法

(1)松解法:患者坐位,医者立于一侧,用拇指和其他四指揉拿颈椎两旁10分钟。然后令患者低头,一手扶住患者头顶,另一手纵向搓动颈椎两旁,以突出位置为重点,以皮肤发热为度,时间约5分钟。

(2)摇头拨筋法:患者正坐,医者立于患侧,双手拇指相对,一指在上,一指在下,从颈一旁至颈七旁,向下拨动肌腱、韧带,在拨动时令患者左右转动头部,保持与拨动方向一致,往返操作10次,先轻后重,用力不要过大,时间约5分钟。

(3)反方向指拨法:患者正坐,医者立于背后,医者一手固定患者肩部,另一手拇指用力顶住患侧项韧带、肌腱,从风池至颈七,令患者反方向转动头部,力度由小到大,以病灶为中心,每转动1次,改变其位置,双侧轮流交替操作,时间约10分钟。

(4)扳肩压头法:患者坐位,双手放于背后交叉,医者一手向后扳住肩部,另一手放于头枕部一侧,双手在同侧令患者向前下方对侧用力前屈,在此情况下医者同时双手用力反方向扳肩压头,由轻到重,双侧轮流交替,时间约10分钟。

12.关节松动术

患者取俯卧位,医者站立患者患侧,一手拇指及其余四指分别置于两侧颈肌或胸锁乳突肌处,拇指由上而下反复按揉数次,再用另一手拇指按上法操作另一侧,使颈部肌肉放松,然后行以下手法。①松动棘突:垂直松动,医者用双手拇指并排放在患者同一椎体棘突上节律性地自后向前按压棘突,松动上段颈椎时双拇指背相对,其余八指分别放在颈两侧或同一侧颈部,松动下段颈椎时双拇指重叠或自上而下逐个对患椎进行按压,每椎体3～5遍;侧方松动,医者站于患者侧方,双手拇指并排放在棘突一侧，自上而下对患椎节律性地向对侧推动 3～5 遍。②松动横突：医者双手拇指重叠放在同一侧椎体横突上自上而下对患椎横突节律性地由后向前按压 3～5 遍。③按压椎间隙：患者取仰卧位，头部露出床头外，医者站于其头端，一手扶持其下颌部进行拔伸，一手拇指放于颈椎间盘突出间隙一侧，自后向斜前侧用力顶，回复原位再重复 2～3 遍。松动手法强度分为Ⅰ～Ⅳ级，以椎间盘突出节段的上下椎体为主，每次治疗 15～20 分钟。施术后患者觉颈部活动受限及上肢麻木减轻，为手法强度正确，否则需调整手法强度。

第四章　肩部伤病

第一节　冈上肌腱炎

　　冈上肌是肩腱袖的一个组成部分,有悬吊肱骨及协助三角肌外展的功能。冈上肌起于肩胛骨冈上窝,肌腱在喙肩韧带及肩峰下囊下、肩关节囊之上通过,止于肱骨大结节。其位于肩腱袖的顶部,附着处呈弯曲状,血液供应较差。肩关节外展、旋外时,冈上肌腱经常受到肩峰和喙肩韧带的挤压摩擦;肩关节在静止状态时,冈上肌腱则承受上肢重力的牵拉,容易发生变性而引起病损。在冈上肌腱劳损或变性的基础上,因轻微外伤或使用过度或局部受凉等,均可诱发冈上肌腱炎。

一、针灸治疗

1.毫针法

(1)取穴:肩髃、极泉、肩贞、条口、承山、曲池、手三里。

(2)操作:患者取坐位,肩平举,深刺肩髃,然后刺极泉透肩贞、曲池、手三里,再针刺条口透承山。以上各穴得气后留针 20 分钟,隔日 1 次,5 次为 1 个疗程。

2.温针法

(1)取穴:患侧巨骨、曲垣、肩髃、肩髎、肩贞、曲池、外关。

(2)操作:每次选取 2～4 个穴位,毫针刺入得气后,行温针灸治疗,每次温针治疗 30 分钟,每日 1 次,10 次为 1 个疗程。

3.电针法

(1)取穴:阿是穴、肩髃、肩髎、肩井;疼痛放射到三角肌止点配臂臑、臑会,疼痛放射到前臂甚至到手指配曲池、手三里、合谷,疼痛放射到后背部者肩贞、天宗、曲垣,其他随症加减。

(2)操作:患者采用健侧卧位或坐位,先于肩关节处取最疼痛的 1～2 点作为阿是穴,围刺 4 针,再取肩髃、肩髎、肩井。常规消毒针刺,得气后,接 G6805-2 型电针仪,用断续波,留针 30 分钟。每日 1 次,10 次为 1 个疗程。

4.芒针法

(1)取穴:患侧肩髃透曲池、极泉透肩贞。

(2)操作:令患者端坐,深刺肩髃透曲池,进针 3.5～4.5 寸,使针感向肘部放散;极泉透肩贞时,令患者仰卧、举腋,针尖由极泉直刺向肩贞,深度为 2.5～3.5 寸,局部麻胀并放射至手指。留针 20～30 分钟,每日 1 次,10 次为 1 个疗程。

5.耳针法

(1)取穴:肩、肩关节、肾上腺、神门、皮质下。

(2)操作:常规消毒后,用 25 号 0.5 寸毫针,对准敏感点,快速刺入 0.1 寸,深至软组织,以不穿透对侧皮肤为度。捻针数秒钟后留针 30 分钟,每日 1 次,10 次为 1 个疗程。

6.针刀疗法

(1)肱骨大结节上端压痛:刀口线与冈上肌腱纤维方向一致,针体垂直于肱骨大结节骨面刺入,达骨面后,纵行疏通剥离,横行摆动针体。有钙化组织者,在硬结上纵切几刀。

(2)冈上窝部压痛:取坐位,患肢自然下垂。刀口线与冈上肌纤维方向一致,针体与肩背部皮肤约成 90°刺入,达冈上窝骨面,纵行疏通剥离,横行摆动针体。若压痛点面积较大,可将针刀上提 1～2cm 后,使针体倾斜 30°～45°刺入,达骨面后,纵行疏通剥离。

7.锋钩针法

(1)取穴:肩髎、天髎、阿是穴。

(2)操作:取阿是穴时患者上肢外展 90°,在冈上肌腱肱骨大结节处选准压痛点,此即为进针点。局部常规消毒后,医者右手拇、食、中指紧压针身,留出刺入长度,左手食、中指紧压痛点上下,露出治疗部位,迅速将锋钩针刺入皮下组织后,再加压进针直达病所。先在钩割的组织内轻轻弹拨,然后再有节律地牵拉纤维,上下钩割 3～4 次,以局部酸胀、发热,有松快感为度。钩割完后出针,针眼处用消毒棉球按压片刻。同法治疗其他穴位。每周 2 次,5 次为 1 个疗程。

8.三棱针法

(1)取穴:患侧尺泽、曲池、曲泽、肩贞、肩髃、秉风、阿是穴。

(2)操作:每次选取 1～2 个穴位,皮肤常规消毒后,用三棱针迅速点刺所选穴位或穴位周围淤曲的小静脉,出血 5mL 为佳。隔日 1 次,5 次为 1 个疗程。

9.皮肤针法

(1)取穴:病变局部,尤其是压痛点处。

(2)操作:局部皮肤常规消毒后,用梅花针叩打局部皮肤,着重叩打压痛点处,使皮肤发红并有少量出血点。隔日1次,6次为1个疗程。

10.电锟针法

(1)取穴:患侧压痛点、养老、巨骨、曲垣。

(2)操作:将电锟针针头置于所选的穴位上,电热输出开关调至有电热刺激,患者能耐受且舒适、无痛为宜。每穴治疗10分钟,每日1次,10次为1个疗程。

11.穴位注射法

(1)取穴:局部压痛点(阿是穴)。

(2)药物:1%普鲁卡因、强的松龙;当归注射液、麝香注射液;维生素B_1、维生素B_{12}注射液。

(3)操作:在患侧肱骨大结节附近选准压痛点,按穴位注射法操作常规进针,得气后,抽无回血,将药物注入1~2mL。如压痛点广泛,可选2~3处压痛最明显处注射。每周注射1次,3次为1个疗程。

12.艾灸法

(1)取穴:病变局部,尤其是压痛点处。

(2)操作:用艾炷在病变局部连续施灸10~20分钟,至局部皮肤发红为止。每日灸治2次,10次为1个疗程。

二、推拿治疗

1.搓法

患者取坐位,医者立其身后。一手扶按健侧肩部,以另一手小指掌指关节尺侧缘为着力点,手掌呈自然弧形,前臂旋后,掌心向上,置于患侧肩峰处,边前臂旋前,边由小指背面依次搓至无名指、中指、食指及第1、第2掌骨的背侧面,而后再复原。如此前臂旋前旋后,均匀有序,持续连贯,反复搓动1~2分钟。

2.拿法

患者取坐位,医者站立其后。一手扶按健肩,另一手拇指伸直,其余四指屈掌指关节,伸指间关节,以对指之力用指腹从颈根部提拿至患肩,用力轻巧而富有弹性。此法也可双手同时提拿或交替提拿,反复操作2~4分钟。

3.揉法

患者体位同上,医者一手第2、第3、第4、第5指并拢伸直,拇指内收,屈掌指和指间关节,以拇指指间关节桡侧缘为着力点,沿冈上肌肌纤维方向,由内向外按揉。要求用力适中,以患者无不适感为宜。反复操作6~10次。

4.梳头摇肩法

患者取坐位,上肢外展屈肘,医者站立其后。一手扶按健侧肩关节,以固定体位,另一手拇指、食指及肘关节外侧托住患者腕关节与肘部,用中指指端点按劳宫穴,拇指、食指呈对钳状下压其腕关节,以肩关节为轴心,做前上、后下如梳头状的环转摇动。注意摇的幅度应由小到大,速度均衡有序。反复操作6~8次。

5.云手摇肩法

患者取坐位,上肢外展、屈肘各90°,医者站立其后。以前臂托住患者肘关节下方,中指指端点按劳宫穴,拇指、食指呈对钳状,握住腕关节并使其掌屈,以肘关节为轴心,做顺时针、逆时针的环转摇动。注意摇的幅度应由小到大,速度均衡有序。反复操作6~8次。

6.提拉法

患者取坐位,上肢外展,前臂内旋,医者立其一侧。用双手食指顶住腕关节掌侧面,双拇指下压患者手背部,沿肢体纵轴线向远心端持续牵提,瞬间可稍施突然提拉之力。如此反复操作2~4次即可。注意用力不可过大,以免造成软组织损伤。

7.牵抖法

患者取坐位,患肢外展20°~30°,医者站立其后。一手扶按肩关节,另一手拇指与第2、第3、第4、第5指指腹相对,捏拿手指远端,在充分放松的状态下,沿上肢纵轴线向远心端行牵拉抖动之力。注意施力应持续,牵抖自然灵巧,牵抖1~2分钟为宜。

8.旋推法

患者体位同上,医者一手扶按健侧肩部,另一手前臂外旋,掌根置于颈根部,边推边使前臂内旋至患肩。推的速度适中,用力稍重,透达肌层。反复操作4~6次。

第二节　肱二头肌长头肌腱炎

肱二头肌长头肌腱炎发病率较高,这与其解剖位置的特点有关。肱二头肌长头肌腱起自肩胛骨的盂上结节,在肱骨结节间沟与横韧带形成的纤维管道中通过。在肩关节运动中,肌腱与肱骨结节间沟反复摩擦,特别是上肢外展位屈伸肘关节时,肱二头肌长头肌腱在腱内对肱骨产生压力,增大摩擦力,这种机械效应对肌腱增加了磨损。

一、针灸治疗

1.毫针法

(1)取穴:肩髃、肩髎、臂臑、曲泽、合谷。

(2)操作:穴位常规消毒,以毫针快速针刺,中等强度刺激,平补平泻,留针30分钟,留针期间亦可用 TDP 灯局部照射。每日1次,10日为1个疗程。

2.温针法

(1)取穴:肩髃、肩髎、臂臑、阿是穴、曲池。

(2)操作:穴位常规消毒,以毫针快速针刺,各穴施捻转补法,得气后,针柄加艾段行温针灸,留针20分钟。每日1次,7次为1个疗程。

3.电针法

(1)取穴:主穴取肩髃、肩髎、肩内陵(经外奇穴,定位在肩部腋前皱襞上方,肩锁关节内侧凹陷与腋前皱襞连线之中点)、臂臑,配穴取曲池、肘髎、小海、巨骨,均取患侧穴位。

(2)操作:每次选主穴、配穴各1对,用28号毫针。针刺得气后,接G6805电针仪,主穴接正极,配穴接负极,选连续波,电量以患者能耐受为宜,每次通电20分钟。每日1次,10次为1个疗程。

4.芒针法

(1)取穴:患侧极泉透云门、条口透承山。

(2)操作:患者仰卧举腋,针尖由极泉刺入,透向云门,深度为2.5～3.5寸,使针感向喙突部放散;从条口透向承山,深度为3.5～4.5寸,用复式泻法,一边施术,一边嘱患者抬肩活动。留针20～30分钟,每日1次,7次为1个疗程。

5.火针法

(1)取穴:患侧云门、侠白。

(2)操作:选准穴位,常规消毒,用中粗火针。将烧至"通红"的火针快速垂直刺入穴位,疾速出针。根据病情可3～7日治疗1次,4次为1个疗程。

6.恢刺法

(1)取穴:取患侧阿是穴,在肱骨结间沟内,相当于肱二头肌长头肌腱在肩胛骨关节盂上方的附着点下方,用拇指或中指指腹仔细按寻,也可在两侧肩部同时循切以对比参照,然后标记。

(2)操作:患者取侧坐位,健臂倚靠于桌面,也可取仰卧位,患臂置于床边,以方便活动。局部常规消毒,用 0.40mm×50mm 毫针,针尖由穴位的内上方向外下方斜刺入 20～40mm,针体透过阿是穴内部的区域,捻转提插得气后,令患者做肩关节屈伸、外展内收、旋内旋外和环转等活动,活动幅度由小到大,活动时间的长短则依患者的耐受情况而定。活动一遍后,将针退至皮下,在长头肌腱范围内变换针刺方向,重新刺入,捻转提插得气,再活动患臂。重复操作 2～5 次,每次治疗 10～30分钟。在针刺治疗和活动患臂的过程中,医者可用左手扶住患者肘部,以帮助固定和活动。出针后,将患臂倚靠于桌面,在阿是穴上加拔火罐 5～10 分钟。每次治疗只取 1 个穴位,视患者的体质状况,每日或隔日治疗 1 次,5 次为 1 个疗程。如患者双肩同时患病,则按轻重分别进行治疗。

7.针刀疗法

(1)取穴:患者仰卧位,患肢放松外展 30°,选取结节间沟压痛点为进针点。

(2)操作:局部常规消毒,于进针点进针,刀口线与肱二头肌长头肌腱方向一致,针体垂直皮肤刺入,避开长头肌腱刺至结节间沟骨面,先在肌腱两侧纵行疏剥,再横行剥离,并使肌腱挑离骨面疏通,如有韧性结节,切开剥离。

8.锋钩针法

(1)取穴:患侧喙突下缘压痛点明显处。

(2)操作:常规消毒局部后,左手固定穴位,右手持针。快速刺入皮下,加压进针到病所,先进行弹拨,后进行松解、分离,同时借锋钩针有规律地做前进后退动作,牵拉钩割粘连的软组织。每个方向做 2～3 次即可,当局部出现明显热、胀等得气感时出针,并用棉球压迫防止出血。隔日治疗 1 次,3 次为 1 个疗程。

9.割治疗法

(1)取穴:患侧压痛点明显处。

(2)操作:选准穴位,常规消毒。局部麻醉,医者左手拇指紧压割治穴位的上方,右手持刀纵行割 0.5～1 寸切口,深度为 0.1～0.2cm,出血少许,并敷以三七粉,覆盖消毒纱布,胶布固定。每隔 5 日治疗 1 次,3 次为 1 个疗程。

10.梅花针法

(1)取穴:在患肩前寻找最明显的压痛点。

(2)操作:局部常规消毒后,以梅花针叩刺,每次叩 5～8 分钟,以局部皮肤明显发红、湿润,并有轻微出血为度,然后用贴棉法在叩刺部位加拔火罐,留罐 15～20

分钟,以局部呈现黯紫色并拔出 1～2mL 血水为宜。取下火罐,擦去血水,用 75％ 酒精消毒即可。每隔 4 日治疗 1 次,每次都要重新寻找压痛点,5 次为 1 个疗程。

11.三棱针法

(1)取穴:阿是穴。

(2)操作:常规消毒后,用三棱针点刺阿是穴,使之出血,然后加拔火罐,以出血 2～3mL 为佳。隔日治疗 1 次,7 次为 1 个疗程。

12.穴位注射法

(1)取穴:局部压痛点(阿是穴)。

(2)药物:1％普鲁卡因、强的松龙;当归注射液、麝香注射液;维生素 B_1、维生素 B_{12} 注射液。

(3)操作:在患侧结节间沟附近选准压痛点,按穴位注射法操作常规进针,得气后,抽无回血,将药物注入 1～2mL。如压痛点广泛,可选 2～3 处压痛最明显处注射。每周注射 1 次,3 次为 1 个疗程。

二、推拿治疗

1.推拿舒筋法

①擦法:患者取坐位,医者站其后外侧。一手托握住患侧上臂并使其旋外,一手用掌擦法于肿胀处,以温热且有深透感为佳,随后在局部给予热敷。②揉法:患者取坐位,患肢自然下垂。医者站其患侧,一足踩踏在患者所坐的凳上,用膝部顶托患臂的腋下,并使患臂架托在医者大腿的前侧,此时患臂已处于旋外部位。随后,医者一手用掌揉法施于肩前缘、肩髃、天府、天泽、曲泽、肱二头肌长腱附着处,另一手托握患者臂肘部做肩关节的旋外活动。③拨法:用拇指指腹在压痛点处拨动,使用拨法时,应垂直于肌腱方向拨动,使该肌腱如同被动的琴弦一般。④按法:患者坐位,医者站其前外侧。分别按揉天府、曲池、肩髃、肩髎、肱二头肌长头腱的附着处。⑤搓法:患者取坐位,患肢自然放松下垂,医者站于外侧,用搓法从肩向前臂方向移动,反复 3～5 次。⑥抖法:医者双手握住患侧腕关节,做幅度小而频率快的抖法,抖动幅度以传至肩部为佳。

2.拔伸抖拉法

患者坐位,医者站其患侧。拿合谷、阳池、阳谷、阴池、小海各 30 秒,以中指指端点按天鼎、缺盆、中府等穴位。医者一手握住患者肘部,使其肩关节外展约 40°,前屈 90°,另一手拇指按在肱二头肌肌腱处,其余四指放在肩后,拿揉患者肱二头肌肌腱处 3～5 分钟。医者以拇指与食指、中指,捏拿肱二头肌肌腱,并向上提位。医者一手拇指放于患者患侧之肱骨头后部,四指放其肩顶,另一手握其患侧腕部。先屈曲其肘,然后突然伸直拔伸,向前、向后外侧 45°方向各拔伸 3 次,拔伸的同时,拇指向前推送肱骨颈的后侧。用擦法自肩前部至上臂、前臂反复操作 2～3 分钟。环转摇动肩关节前、后各 3 周。用双掌搓揉患侧肩部至肘、腕关节,然后抖拉上肢结束治疗。

3.揉捏点拨法

让患者坐于治疗凳上,医者站其伤侧,先用一手握住伤肢腕部,提起持定,用另一手着力,反复捏揉肩部及上肢肌肉、穴位,在肩井、肩髃、肩贞、肩髎、臂臑、臑会等穴位进行重点捏揉。再用拇指着力,反复点揉抠拨肩髃,手法由轻逐渐加大用力。再用一手着力,反复拿揉患侧肩及上肢肌肉。再用摇肩法,反复旋转摇动肩关节,旋转摇动的幅度逐渐加大。最后,用拍打法,反复拍打肩部及上肢四面肌肉 3～5 遍。

4.粘连松解法

取健侧第 2 掌骨桡背侧远端 1/3 处,点压 3～5 分钟,频率为每分钟 100 次。在点压的同时,嘱患者自行活动患肢。揉摩患肢肩部,并协助患肢能达到外展 90°。在患肢三角肌内缘寻找肱二头肌长头肌腱粘连处的压痛点,在压痛点的近心端约 3cm 处反复提捏或弹拨肱二头肌长头肌腱约 3 分钟,频率为每分钟 30 次。牵引抖动患肢,频率为每分钟 60 次,并协助患肢做大旋转运动,直到听见"喀嚓"声为止。如无"喀嚓"声,以见患肢能自由活动为止。手法治疗之后,嘱患者加强功能锻炼。①手指抓墙:患者面对紧贴墙壁站立。双上肢上举,掌心贴于墙壁,用患侧手指沿墙壁从下往上缓慢地尽力向上爬动,然后回到原处,反复数次。②棍棒操:两手握住棍棒,做上举动作,然后两手握棍棒两端,做左右两侧的外展来回运动,再弯腰,两手置于身后,握住棍棒,上下来回运动。③旋转运动:做患肢的各种旋转运动。

5.分期舒筋法

①急性期:有肿胀、疼痛剧烈者,应让患者暴露患侧肩关节,医者一手握住上臂下端并使之外旋,另一手在肿胀处施用擦法,擦法完毕,局部给予热敷。②慢性发作或急性期后:患者取坐位,患肢自然下垂。医者站在患侧,一手用擦法或掌揉法于肩前缘,另一手握住腕关节,配合肩关节的外展和外旋。然后,医者托住患肢的肘部,并使肩关节处于外展位,另一手用拇指(或食指、中指)指腹在压痛点做按揉法和拨法。接上势,患肢自然放松下垂,医者立其外侧。从肩向前臂方向做患肢的

搓法。继上势,医者双手握住患侧的腕关节做上肢抖法,抖动感直至肩部。

6.急性期手法

患者正坐,医者站于患侧。一脚踏在凳上,使患肢外展位放于医者大腿上,医者一手固定患肢,另一手在患肩部施轻柔和缓的手法4分钟。患者承上势,医者用拇指细心地触摸到结节间沟和增粗变硬的长头肌腱,并沿其纤维方向做深沉和缓的顺理筋手法3分钟。患者承上势,医者一手置于肩前,一手放于肩后,双手掌根同时相对用力,揉按肩部3分钟。取肩贞、肩髎、天宗、曲池,每穴点按1分钟,以酸、胀、重、麻,得气为度。绷紧患肩前皮肤后贴消炎止痛膏,用三角巾悬吊制动休息。

第三节　肩关节周围炎

肩关节周围炎是肩关节周围的关节囊、软组织损伤、退变等原因而引起的以肩关节周围疼痛、活动功能障碍为特征的慢性无菌性炎症。其病名称较多,如其好发于50岁以上的患者而称"五十肩";常因睡眠时肩部感受风寒而使疼痛加重,故称"漏肩风";因患肩局部常畏寒怕冷且功能活动明显受限,形同冰冷的固体结构,故称"冻结肩";此外还有"肩凝风""肩凝症"等名称。本病一般属中医学"痹症""肩痹"等范畴。

一、针灸治疗

1.毫针针刺法

(1)取穴:主穴取肩髃、天宗、肩髎、肩内陵、巨骨;配穴取曲池、合谷、尺泽、太渊、四渎、阳池。

(2)操作:各穴均用平补平泻法,留针20~30分钟,留针时可加温针灸或艾条灸,隔日1次。其中肩髃可令患者抬臂,向极泉方向直刺进针,深2~3寸,使局部产生酸胀感,亦可斜刺,即向肩内陵、肩髎、三角肌等方向分别透刺,进针2~3寸,使患者产生酸胀感向肩关节方向扩散,或产生麻木感向前臂放散。针刺肩髎时可将患者臂外展,沿肩峰与肱骨大结节之间对准极泉透刺,深2寸左右,使之产生酸胀感并扩散至整个关节腔。肩内陵又名肩前,针刺时可向肩后方向直刺,深1~1.5寸,使患者局部产生酸胀感,或产生上肢麻电感并向指端放散。

2.颈丛刺治法

(1)取穴:主穴取患侧颈丛点(耳垂直下与喉结水平线交点处,即在胸锁乳突肌后缘中点);配穴取患侧肩髃、肩前、肩贞、肩髎、曲池、外关、合谷。主穴每次必取,配穴根据病情每次选取 3～4 个。

(2)操作:嘱患者取正坐位,选用 28～30 号 1.5 寸毫针,常规消毒后,左手拇指向前推胸锁乳突肌,右手持针,使针尖呈水平方向向后刺入,进针 1 寸,用弹拨法刺激 3～5 次,以触电样感由肩臂放射至指端为佳,不留针。再针配穴,选用 28～30 号 1.5 寸毫针均按常规刺法分别刺入,手法采用平补平泻,针刺得气后留针 30 分钟。出针后嘱患者做患侧上举、外展、后伸等功能锻炼,每日 1 次,10 次为 1 个疗程。

3.苍龟探穴法

(1)取穴:阿是穴、肩前、肩髃、肩髎、天宗;后伸困难者配尺泽,上举困难者配曲池、条口,内收困难者配肩贞透肩内俞,外展困难者配膈俞、内关。

(2)操作:先将针直刺进至地部,再将针提至天部,以两手扳倒针身,依先上后下、自左而右的次序斜刺进针,更换针尖方向。向每一方向针刺,都必须由浅入深,分三步徐徐而进,待针刺得到新的感应时,则一次退至穴位浅层(天部),然后改换方向,依上法再针,留针 30 分钟。每次选择 3～4 个穴位,每日 1 次。

4.电针治疗法

(1)取穴:极泉、肩前、肩贞、肩髃、肩髎、阿是穴、曲池、外关、合谷;肩内廉痛加尺泽、太渊,肩外廉痛加后溪、小海,肩前廉痛加合谷、列缺。

(2)操作:患者取坐位或卧位,选用 28～30 号、长 2～3 寸的不锈钢毫针,取患侧极泉穴,避开腋动脉进针,进针深度一般为 2.5～3 寸,强刺激提插捻转 1 分钟行泻法。同时嘱患者配合深呼吸,不留针。出针后,局部选肩前、肩贞、肩髃、肩髎、阿是穴常规针刺,远部循经取穴选取曲池、外关、合谷等。得气后接通上海产 G6805 电针仪,选连续波,留针 30 分钟。每日 1 次,10 次为 1 个疗程。

5.温针灸治法

(1)取穴:阿是穴、肩髃、肩贞、肩前、肩髎、曲池、肩井等。

(2)操作:患者坐位,暴露患肩,局部常规消毒,用 30 号 2 寸针进行针刺,进针后提插捻转,得气后把预先准备好的 2cm 长的艾卷插到针尾上,并剪一圆形的纸皮覆盖针身周围皮肤,防止艾火烫伤皮肤。然后点燃艾卷,使艾卷的热通过针身传到穴位上,待艾卷烧完熄灭冷却后起针。每日 1 次,10 次为 1 个疗程。

6.银针温针法

(1)器具:粗银针,直径 2mm,长 5 寸。

(2)取穴：患侧肩髃、肩髎、肩前、条口，配阿是穴。

(3)操作：于各穴皮下注入2%利多卡因0.3mL，然后刺入粗银针，直抵骨面。得气后，患者会有明显酸麻胀感。再在粗银针尾端固定长2cm的艾炷，点燃。每次燃艾炷2柱，治疗约30分钟。结束后取针，针眼处外擦活力碘，并敷创可贴。隔日1次，5次为1个疗程。

7.穴位埋线法

(1)取穴：肩前穴(腋前横纹上2寸)、肩髃、肩后穴(腋后横纹上2寸)，均为患侧。

(2)操作：先令患者正坐位，暴露患肩，标定肩前穴，常规消毒后，戴消毒手套，用2%的利多卡因做穴位局部浸润麻醉，然后剪取0~1号铬制羊肠线3cm，用小镊子将其穿入制作好的9号腰椎穿刺针管中。再作垂直快速进针，当针尖达皮下组织时，迅速调整针尖方向，以30°沿肱二头肌短头肌腱向肩峰方向透刺，寻找强烈针感向肩臂部或上肢前臂放射后，缓慢退针，边退边推针芯，回至皮下时拔针，用干棉球按压针孔片刻，再用创可贴固定。之后行肩髃(向肩峰下透刺)及肩后穴(直刺)埋线，操作方法同上。埋1次即为1个疗程，一般10~15日行第2个疗程。期间指导患者做肩关节的功能锻炼，以辅助治疗。

8.小针刀疗法

(1)定位：在肩部压痛最明显或粘连最甚处做好标记。

(2)操作：常规消毒后，将针刀垂直刺入标记点直达骨膜，先行纵行剥离，再横行剥离，剥离时患者均有强烈酸胀感。每次刀刺5~8个点，术后用消毒纱布覆盖，胶布固定。隔5~6日后，可重复治疗，一般可重复2~3次。

(3)注意：①施术时尽量不提起针刀，只贴骨面剥离，以防损伤血管和神经；②术后患者3日内不可洗澡，保护创口勿使其污染，以防感染；③术后患者应积极活动患肢，以促其功能恢复；④有发热、严重内脏疾病及血液系统疾病者，禁用本法；⑤肩部痛点处有局部皮肤感染者，应先治好感染后再行本法。

9.小宽针疗法

(1)取穴：肩内陵、肩髃、肩髎、阿是穴、天宗、曲池；如冈上肌腱炎加秉风，肱二头肌腱炎加云门，肩峰下滑囊炎加臂臑。

(2)操作：视病情选取3~5个穴位，常规消毒后采用速刺法针刺，刺后加拔火罐，出血量2~4mL，起罐后用消毒纱巾压住按摩。7日1次，4次为1个疗程。

10.针挑治疗法

(1)取穴：以局部选穴为主，配合循经辨证选穴。主穴取肩髃、肩贞、臂臑、肩井、肩外俞、天宗、曲池；肩内廉痛加尺泽，肩外廉痛加小海、外关，肩前廉痛加手三里、合谷。

(2)操作：取消毒的外科巾钳做针挑工具，用挑摇法，患者取坐位或侧卧位(患侧在上)，针挑部位常规消毒，1%利多卡因于挑点皮肤注入一皮丘做局麻。医者持无菌针挑钳钳住皮肤 1~1.5cm，深达皮下，进行有节奏的交替横向挑拉、左右摇摆或上下挑提，每穴每次操作 10~15 分钟。术毕，以碘酒消毒针口，盖上无菌纱布保护伤口。每 1~2 日挑 1 次，每次挑 1~2 个穴位，7 次为 1 个疗程。

(3)注意：患者所取体位要舒适，医者应熟悉解剖部位，以免损伤大的神经血管；针挑时所钳取的皮肤(直径 1~1.5cm)深浅程度要适宜(达皮下筋膜层为度)，太浅或太少会撕裂皮肤，创面过大难以愈合，太多则难以摆动皮肤，影响疗效。冬天注意保暖。

11.循经三步法

(1)辨病经：根据肩关节疼痛部位确定病变经络。①手太阴肺经病变：肩前、腋前纹头上方疼痛，主要以肩臂后伸、后背上抬、外旋动作受限为主，点按局部压痛明显。②手阳明大肠经病变：肩峰下端、三角肌外侧疼痛，主要以肩关节上抬、肩臂外展上举动作受限为主，点按局部压痛明显。③手少阳三焦经病变：肩峰后下方、三角肌外侧后缘疼痛，主要以肩臂外展上举、后伸、后背上抬、屈肘抱肩动作受限为主，点按局部压痛明显。④手太阳小肠经病变：肩胛冈外侧下缘、腋后纹头上方、肩胛区疼痛，主要以肩臂屈肘抱肩、梳头动作受限为主，点按局部压痛明显。⑤多经病变：具备上述两组以上症状则确定为 2 条以上多经病变。

(2)循经诊察：在确定病经的基础上进行循经诊察，运用审、循、切、按、扪等传统经络诊察法查找病经在腕关节以上、肘关节以下段落的异常变化，包括审视外观、切候脉动、沿经循推、掌面触贴皮肤等步骤，以寻找皮疹、色泽异常、经络脉动、硬结、条索物，以及喜按或拒按，有无凹陷、麻木、酸胀、压痛，沿经皮肤有无润枯温度等变化，将这些变化确定为病变经络的病理反应点。通常结节、条索状物多为实，酸胀、麻木多为虚，疼痛、拒按为实，喜按、皮温下降为虚。

(3)操作：第 1 步，选病变经络远端腕关节以下五输穴点刺，不留针。手太阴经病变取鱼际、太渊，手阳明经病变取三间、阳溪，手太阳经病变取腕骨、后溪，手少阳经病变取液门、中渚。以 1 寸毫针快速刺入所选穴位，进行小幅度提插捻转，针感以患者能耐受为度,同时嘱患者活动患肩,活动2～3分钟肩关节疼痛缓解或暂时消失后即拔针,让患者稍事休息。如为多经病变则增加相应穴位。第2步,选病变经络病理反应点针刺,选病变经络上2个最明显的病理反应点(腕关节以上、肘关节以下)针刺,采用1.5寸毫针直刺,通电15分钟。如为多经病变则增加相应穴位。第3步,病变经络循行肩关节局部穴位刺络放血拔罐,留罐10分钟。手太阴经病变取肩内陵、中府,手阳明经病变取肩髃、臂臑,手太阳经病变取肩贞、臑俞、天宗,手少阳经病变取肩髎、臑会。以三棱针快速散刺所选穴位,刺络后拔罐10分钟。

12.芒针透穴法

(1)肩髃透极泉:医者摸准肩髃后,用双指押手法固定穴位,先垂直刺入0.6～1.0寸深,待患者产生酸重感后,稍停,再用重刺激手法向极泉方向垂直刺入3～4寸深,以针尖几将达于极泉为止。然后在固定的位置上,施用"烧山火"手法,不断捻转,使患者的酸感从上臂透过肘关节,再从肘关节透腕关节达于五指。此时传导敏感的患者,可以立刻感觉整个上肢发热出汗。进针的深度应根据患者的胖瘦强弱而定,刺激的强度也要依照患者的耐受程度为标准,但必须使酸感达到五指后出针(不论虚证或实证均不留针,一般捻转1～2分钟即可)。出针后立即在原穴位上加拔火罐,10分钟后取下。

(2)条口透承山:用2寸毫针,由条口向承山方向刺入,施用捻转重泻手法,进针1.5～1.8寸,边捻针边嘱患者活动患肢,5分钟后起针。每日1次,10次为1个疗程。

13.火针治疗法

(1)取穴:肩髃、肩前、肩后、天宗、臂臑、曲池。

(2)操作:针刺时,嘱患者侧卧,医者左手持酒精灯,右手持火针柄,针头向下,在灯焰上烧红后迅速刺入穴内5分至1寸深。每次取3～4个穴位,并即刻敏捷退针,然后用干棉球揉按针孔。若活动受限,不能上举、外展、后伸者,加用毫针针刺对侧条口透承山;痛剧者,加用毫针针刺同侧扶突。隔日1次,6次为1个疗程。

14.头皮针疗法

(1)取穴:患者取坐位或卧位,医者立于患者健侧。单肩患病,一般选用患肩对侧头皮的运动区、感觉区的中1/3和下1/3;双肩患病,取双侧头皮的运动区、感觉区的中1/3和下1/3。

(2)操作:选定刺激区,局部常规消毒。一般选用26～28号、长1.5～2.0寸的不锈钢毫针 4 根,两根针一组,分成两组。针与头皮成 30°左右,医者先用左手拇指端切按在患者患肩对侧头皮运动区中 1/3 上方,右手持一组针的其中一根,拇指与食、中指夹持针柄,紧靠指甲运用指力使针尖快速刺入头皮下,由上向下竖刺深达帽状腱膜下层。另一根针沿该侧感觉区中 1/3 后方,由后向前横刺入头皮下,浅刺透过感觉区、运动区到达舞蹈震颤控制区帽状腱膜下层,与前根针成"十"字交叉状。当针达到帽状腱膜下层时,指下感到阻力减小,然后将针与头皮平行继续捻转进针,分别刺入 1.0～1.5 寸,然后两针同时运针。这样既可躲避第一根针的阻碍,又起到了一针透多区的作用。

(3)运针:医者肩关节、肘关节、腕关节、拇指保持固定状态,食指呈半屈曲状,用拇指第一节的掌侧面与食指桡侧面夹持针柄,以食指的掌指关节快速连续屈伸,使针体左右旋转,旋转的速度每分钟应在 200～240 转,捻转持续 2～3 分钟,然后留针 5～10 分钟,再重复捻转。同法共反复 3 次即可起针。留针或捻转时嘱其活动患肢(重症患者可做被动活动),加强患肢功能锻炼,有助于提高疗效。一般经 3～5 分钟刺激后部分患者在病变部位出现热、麻、胀、凉、抽动等感应,出现此感应疗效通常较好。

(4)出针:行针 15～30 分钟后,刺手夹持针柄轻转松动针身,待针下无紧涩感,即可快速出针。出针后必须用消毒棉球按压针孔片刻,以防出血。

15.眼针治疗法

(1)取穴:上焦区(双)、肝胆区(双)。上举时肩痛,病在大肠经,加一区的大肠经穴;前伸痛者,病在三焦经,加取上焦经穴;后伸痛者,病在小肠经,加取六区的小肠经穴;外展痛者,病在手三阳经,加选取眼球血管颜色变化明显的经,常用四区的肝胆区经穴。

(2)操作:患者端坐,双眼平视前方,常规消毒后,医者左手指压住眼球,右手持32 号 0.5 寸毫针距眼眶边缘 2 分处刺入穴区,针刺深度达皮内或皮下,直刺 2～3分,横刺斜刺不超过 5 分,进针角度视穴区而定,一般以 15°～30°进针为宜,针入后1～3 分钟得效。留针 10 分钟,每间隔 5 分钟运针 1 次(用指甲刮针柄),每日 1 次,10 次为 1 个疗程。

16.腕针治疗法

(1)取穴:腕横纹上二横指相当于内关、外关围成的一圈(共有 6 个点),从掌面尺侧起至桡侧,再从背面桡侧至尺侧依次顺序为上,至上$_6$。常选用患侧上。(在腕背面拇指侧的桡骨缘上)、上$_5$(在腕背面的中央,即外关穴上)。

(2)操作:常规皮肤消毒,用 32 号 1.5 寸毫针,针尖朝病端沿皮下进针,逐渐推进,不作提插捻转,留针 30～60 分钟。进针后嘱患者立即活动患肩,即可感觉疼痛明显减轻,活动度增大。病程短者,针后在患肩周围及上臂行轻手法按摩,平推,松解肩部筋肉,理筋舒络即可;病程较长者,针后点按肩髃、肩井、巨骨、膏肓俞、天宗、肩贞、臑俞、肩髎、臂臑、肩内陵、曲池、手三里、合谷等穴位;筋肉粘连萎缩者,行按摩点穴后,再用弹拨手法分筋理筋,平推理顺肩周和上臂肌群,被动活动患肩,最后握患侧手指做快速波浪式抖动肩关节结束治疗。隔日 1 次,并嘱患者坚持功能锻炼,直至痊愈。

17.皮内针疗法

(1)取穴:主穴取风门、肩井、天宗、肩髃、曲池、阳池;配穴取血海、足三里、中脘等。

(2)操作:常规消毒,皮内针埋入穴内,胶布固定后,根据辨证分型,行不同手法。留针 1 周为 1 个疗程。

18.蜂针治疗法

(1)蜂毒过敏试验:凡施行蜂针疗法患者,必须先做蜂毒过敏试验。在患者前臂下端内侧皮肤处,做常规消毒后,用大镊子从蜂盒中取出一只活蜂,再用游丝镊从蜂尾部将螫针拔出,刺入皮肤 1mm,随即拔出,20 分钟后观察。如果局部红肿区直径在 5cm 以内,无全身反应者,属非特异性刺激反应,24 小时后再观察,若仍无全身反应和局部剧烈肿胀、奇痒症状,称为阴性反应,即可给予蜂针治疗。凡出现特异性毒性反应者属对蜂毒过敏,不宜施行蜂针治疗。

(2)蜂针针刺方法:取肩髃、肩髎、肺俞、曲池、合谷、外关、尺泽、阿是穴、阳池、腕骨。每次选用 5～6 个穴位。治疗部位经常规消毒后,将螫刺从活蜂尾部用游丝镊拔出,游丝镊宜夹持螫针的上 1/3 与下 2/3 交界处,太偏上影响器官收缩和排出蜂针液,太偏下则螫刺较细易被夹伤,用劲小螫刺易脱落,螫刺拔出后应在数秒钟内使用,以免蜂针液从刺尖大量排出,在相关的经络皮部垂直散刺 2～3 个穴位,做到针不离镊,点刺即出,最后将螫刺刺入治疗要点,留针 10～15 分钟。病情需强刺激或患者对蜂针耐受性好的,可用活蜂直接螫刺,即用大镊子轻轻夹住活蜂头胸部,使其腹部末端接触患者皮肤,蜜蜂即弯曲腹部,伸出有倒钩的螫刺垂直刺入皮肤,螫后将蜜蜂拿开,捏死置容器中,留在皮内的蜂针随毒囊及其他螫器官有节奏地收缩,注入蜂毒液,留针 10～15 分钟后出针。活蜂螫刺属强刺激,局部红肿痛反应较重,故应严格掌握蜂汁剂量及适宜的穴位,用蜂量应逐次递增 1～2 只,每日最多用蜂量不超过 5~10 只,视病情需要每日或隔日 1 次,10 次为 1 个疗程,休息7~10 日再行下 1 个疗程。

19.生物全息法

(1)取穴:选取生物全息第二掌骨侧的全息穴位群的上肢穴。定位:患侧或双侧第二掌骨节近心端是足穴,远心端为头穴,头穴与足穴连线的中点为胃穴,胃穴与头穴的连线的中点为肺心穴,肺心穴与头穴连线的下 1/3 处为上肢穴,一般此处也为压痛反应最强点。

(2)操作:患者仰卧于硬板床上,嘱患者用患肢手如松握鸡卵状,肌肉自然放松,虎口朝上,食指尖与拇指尖相距约 3cm 放于床面上。在选准的上肢穴上用 75％酒精棉球消毒后,取 28 号 1 寸针灸针,沿第二掌骨拇指侧的边缘垂直于拇、食二指所在的平面刺入,针入穴位后所刺部位立即就有较强的胀痛、酸重感,且往往沿桡尺骨向上传导或向其他手指放射,或二者兼而有之。若针入后无强的针感,则需将针尖稍微变换一下方向(不必拔针),以探求针感最强点。留针时间通常在 40 分钟左右,其间每隔 5~10 分钟略转动或提插几下,以重新探寻针刺最强点。在针刺的整个过程中,始终保持着强的针感,也可捻转提插刺激。同时嘱患者活动患肩,多做受限方向的活动。

20.皮肤针疗法

(1)取穴:颈五至颈七及胸一至胸四旁 1~2cm 处、患部关节周围;肩部活动障碍加肩胛区、胸五至胸十旁,肌张力差、肌肉萎缩者加刺胸七至胸十二旁 1~2cm 处、患肢掌侧和外侧皮区。

(2)操作:视病情均选取患侧部位,常规消毒后,用皮肤针,按由上而下、由近心端向远心端的顺序行中度或重度叩刺,重点叩刺压痛点及阳性反应处。隔日治疗 1 次,10 次为 1 个疗程。

21.刮法治疗法

(1)取穴:疼痛局部。

(2)操作:用古币、银元、自制的水牛角、羊角等边缘光滑的器具,蘸药酒、按摩乳(或自制的按摩刮乳)等介质,在疼痛的部位顺肌肉走向从上往下刮,用力大小以能顺利刮过为度,刮至皮下红紫或呈瘀斑样、局部烘热、不破皮为度。每日 1 次或数日 1 次,视皮下瘀血消散的程度而定。刮后嘱患者做后伸、甩手、上举等肩关节功能锻炼。凡施术部位有皮肤疾病者,不宜用此法。

22.局部封闭法

(1)取穴:患者坐位,显露患肩,以指压法寻找压痛点,一般选择 2~3 个敏感压痛点,并做好标记。

(2)操作:取 0.5％普鲁卡因(先做过敏试验)10mL,醋酸强的松龙 25mg,用 10mL 注射器接 7 号针头,抽取摇匀。常规消毒皮肤,先行痛点皮丘麻醉,接着缓慢进针至产生酸胀麻痛感时,注入药液 3～5mL,每个痛点皆进行同样的注射,拔针后用干棉球逐点按揉 1～2 分钟。

二、推拿治疗

1.肩部系列推拿法

对初期疼痛较甚者,可用较轻柔的手法在局部治疗,以舒筋活血、通络止痛,改善局部血液循环,加速渗出物的吸收,促进病变肌腱及韧带的修复。对晚期患者,可用较重的手法如扳、拔伸、摇,并配合肩关节各功能位的被动活动,以松解粘连、滑利关节,促使关节功能恢复。

(1)扳法或一指禅推法:患者取仰卧位或坐位,医者站于患侧,用滚法或一指禅推法施于患侧肩前部及上臂内侧,往返数次,配合患肢被动的外展、外旋活动。健侧卧位,医者一手握住患肢的肘部,另一手在肩外侧和腋后部用滚法,配合按拿肩髃、肩贞,并做患肢上举、内收等被动活动。患者坐位,点按上述穴位。

(2)摇法:医者站在患者的患侧稍后方,一手扶住患肩,一手握住腕部或托住肘部,以肩关节为轴心做环转运动,幅度由小到大。然后医者一手托起前臂,使患者屈肘,患侧之手搭在健侧肩上,再由健肩绕过头顶到患肩,反复环绕 5～7 次,在此同时捏拿患肩。

(3)扳法:医者站在患者患侧稍前方,一手握住患侧腕部,并以肩部顶住患者患侧肩前部,握腕之手将患臂由前方扳向背后,逐渐用力使之后伸,重复 2～3 次。

(4)牵拉法:医者站在患者健侧稍后方,用一手扶健侧肩,防止患者上身前屈,另一手握住患侧腕部,从背后将患肢向健侧牵拉,逐渐用力,加大活动范围,以患者能够忍受为度。

(5)提抖法:医者站在患侧肩外侧,用双手握住患肢腕部稍上方,将患肢提起,用提抖的方法向斜上牵拉,牵拉时要求患者先沉肩屈肘,医者缓缓向斜上方牵抖患肢,活动幅度逐渐增加,手法力量由小到大,须注意用力不能过猛,以防发生意外。

(6)搓法:用搓法由肩部到前臂反复搓动,以此作为结束手法。

2.麻醉下推拿法

(1)麻醉镇痛:用 2％利多卡因与 0.5％普鲁卡因等量混合液 20mL,做前、中斜角肌肌间沟扇形注射,阻滞臂丛神经上、中干,达到肩部镇痛。如果患者对上述药物过敏或阻滞麻醉失败,则可用氯胺酮静脉麻醉(1～2mg/kg 体重),术前需用镇痛剂与阿托品 0.5mg(肌注)。有心肺合并症者不宜用此法。

(2)提举:患者仰卧,头垫低枕,医者立于患侧,助手位于患者头侧,医者以右手拇指伸进胸大肌外下缘,扣住肌腹,余四指贴锁骨上方,左手拇指插进背阔肌前外缘,大鱼际部顶住肩胛骨腋缘下部,助手同时用双手捏拿患肢腕部,使掌心向健侧,尽速提举顿拉拔直,闻肩前部"咯咯"声响,镇定片刻,使肩胛带肌恢复自然。

(3)肩内收内旋:医者左手虎口对向头部,拇指从三角肌前缘伸进腋窝扣住肱骨头内下方,余四指贴肩上,右手拿患肢肘上部,做肩内收内旋,左手同时向后扳住患肩,此时肩后可发出撕扯声响。

(4)肩外展:医者左手掌压住患肩上部,右手拿患肢肘部做肩外展到 90°,闻肩外上部"咯咯"声响,手法完毕。

3.旋转松解法

(1)外展外旋:医者一手按住患者肩部,勿使肩胛耸起,另一手握住手腕,将患臂徐徐外展外旋,当外展到一定高度时,保持其在外展外旋的位置上,将患臂前后摇摆 6 次。

(2)内旋后伸:使患者臂部内旋并后伸向背后,肘关节屈曲,拇指向上,使患臂在背后上抬到适当的高度,臂部处于紧张牵拉状态,然后用拇指点揉肩前、肩后各疼痛点,并用掌根自上而下推 5～10 次。

(3)屈肘旋肩:一手按住患者肩部,另一手握住肘部,使肘关节屈曲 90°,臂部尽量外展。这时以肩关节为圆心,以肱骨干为半径,使肩关节做被动旋转活动,其活动范围由小到大,逐渐增加,先由前下方向后上方旋转 10 次,再由前上方向后下方旋转 10 次。

(4)外展外旋:一手固定肩部,另一手握住患者手腕,患者肘关节伸直,臂部尽量外展,这时医者以患肩为圆心,以上肢为半径,进行长杠杆的旋转活动,先向前旋转 10 次,再向后旋转 10 次,其旋转范围一定要超过患者主动活动范围。

(5)外旋上举:一手固定患者肩部,另一手握住前臂,将患臂一紧一松地用力外旋上举,逐渐使臂部抬到最高度 5～10 次。隔日治疗 1 次,直到肩关节活动正常为止。

4.倒悬推拿法

(1)循经点穴法:患者倒悬 30°～60°,仰卧位,以肩部有下坠感为宜。医者在患者的患侧,用一手握住患者腕部并使其外展,另一手以拇指按揉肩部及患肢穴位,以酸胀为度,每个穴位0.5~1分钟。

(2)松解粘连法:医者一手握住患者腕部并使其外展,并施以肩关节摇法,同时另一手另施以拿捏法、搓法,在患者肩前部、肩外侧、肩后侧周围施术,反复操作3~5遍,充分放松肩周软组织,以松解肌肉粘连。

(3)引伸止痛法:医者在患者患侧,一手握住患者患肢腕部,一手扶住患肢肘部,将患肢慢慢提起,使其屈曲、外展、内收,最后将患肢手掌枕于头下使患肢处于旋前位,然后慢慢还原,反复几次。

(4)关节摇法:医者摇动肩关节,摇肩关节一般采用两种方法:一种方法是医者一手握住患肩上方,固定肩部,另一手握住患肢肘部,摇动肩关节;另一种是医者一手握腕,一手握肩,做大幅度摇动。

(5)牵抖法:医者一手握住患肢拇掌关节,一手握住腕关节,牵拉患肢,力度由小到大,同时施以抖动法,幅度由小到大,再由大到小,慢慢还原。最后,医者用双手搓抖患肩,以结束治疗。

5.卧位推拿法

(1)预备手法:患者侧卧于治疗床上,患侧在上。医者先在患肩行捏拿放松手法,继而在肱二头肌长短头肌腱、肩峰下滑囊、三角肌止点、冈下肌等处进行分筋、拨筋、理筋手法。

(2)平卧位扳法:患者平卧,医者位于患侧,右手持患肢腕部,左手托持患肢肘部,将患肩关节进行顺时针方向摇动,逐渐加大摇动幅度,待患肩较为松弛后,边摇动肩关节边对肩关节依次进行上举、外展、内收三个方向的扳压,每个方向的扳压进行10次。

(3)俯卧位扳法:患者俯卧,医者位于患侧,右手持患肢腕部,左手按压患肩,将患肩关节进行顺时针方向摇动,边摇动边将患肩关节后伸扳压,然后将患肢肘部屈曲,使患肢前臂紧贴背部向对侧肩胛区扳拉,进行10次。

(4)结束手法:患者侧卧,患肩在上。医者对患肩进行捏拿揉按理筋等手法,结束治疗。手法轻重以患者能耐受为度。

6.推拿练功法

(1)推拿手法:患者取坐位,医者立于患侧,先对患者进行轻手法按摩,使肩部肌肉充分放松,然后分施五步治疗手法。①点穴舒筋法:以拇指点揉肩髃、天宗、肩井、巨骨、臑俞、肩前及阿是穴等。在操作点穴、透穴手法时,医者要调定呼吸,吸气时放松,呼气时深压,使手法富有弹性,不致损伤组织。②搓揉理筋法:医者在患肩进行搓揉手法,其手法着力点因部位而施法,如肩胛或背部肌肉丰厚、面积大的部位用斜搓法(即以手背尺侧远端为着力点);在肩胛冈或棘突上肌肉少的部位用鱼际搓法;在肩关节周围、骨间隙、狭小骨凹处,用小拳搓法(即以四指近端指间关节为着力点)。③运摇揉筋法:医者一手托住患侧肘部,进行由内到外展外旋运摇,另一手拇指在患肩关节间隙进行揉拨,以舒理肌筋,拨离粘连,活动范围由小到大,着力由轻到重。④压肩展筋法:医者以肩部托住患侧肘部,另用双手压住患肩,做起蹲压肩动作,其后以一手托住患肘,一手固定患肩,进行患肘外展外旋,以松解粘连,伸展肌筋的弹性,然后可做患肩各方位的被动活动。⑤顶扳牵抖法:医者以一膝顶于患者背部,双手分别扣于患者双肩,然后稍施力向后扳动,往往可闻及患者双肩一弹响声,患者顿时有患肩轻松和松软感觉,其后双手握住患手,进行牵抖。

(2)功能锻炼:本法以符合肩部生物力学为要求,主动锻炼为功能恢复提供有利条件,其活动范围由小到大,循序渐进。①爬墙压肩法:患者面壁,尽量使患肩前屈上举,手掌贴墙,向上攀附,以求得最大高度,随后身体尽量靠墙压肩,使肩有微痛为度。②摆动划圈法:患者上肢下垂,以肩关节为轴心,做内收、外展、前屈、向后伸动作,每个动作尽量达到最大幅度,再做由内收到外展、外旋的划圈活动,动作幅度由小到大,逐渐加大活动量和肩关节的活动范围。③后伸摸脊法:患者上肢向内旋、向后伸,然后手反背屈肘,以手背紧贴脊柱用力向上移行。开始因疼痛或功能受限明显时,可用健侧之手牵拉患手进行,动作由小到大,以患者微痛能忍受为度。

7.功能锻炼法

(1)熊步晃肩:患者站立,体前倾,双手松握拳,两上肢自然下垂,双膝微屈,踏左步,两上肢向左晃肩,再踏右步,两上肢向右晃肩。如此交替连续晃动,幅度由小到大,重复10次后稍作休息,做2～3遍。

(2)太极云手:患者站立,两脚分开同肩宽,两手掌面朝双目,对肘微屈,左右手由内向外作交替划弧圈状,幅度由小到大,重复10次后稍作休息,再做2～3遍。

(3)双手托天:患者站立,双手各指交叉,自腹前徐徐抬起,举手后翻掌向上,亦继续上抬达最大限度,保持片刻后,两手左右分开,两上肢向各侧划弧落于体侧,重复8～10次。

(4)弯腰晃肩法:患者弯腰伸臂,做肩关节环转运动,由小到大,由慢到快。

(5)爬墙活动:患者面对墙壁,用双手沿墙壁缓缓向上爬动,使上肢尽量高举,然后再缓缓向下回到原处,反复数次。

（6）体后拉手：患者双手向后，健侧手拉住患侧腕部，渐向上拉动，反复进行。

（7）外旋锻炼：患者背靠墙而立，双手握拳屈肘，两臂外旋，尽量使拳背碰到墙壁，反复数次。

（8）双手颈后交叉：患者双手颈后部交叉，肩关节尽量内收及外展，反复数次。

（9）甩手锻炼：患者站立，做肩关节前屈、后伸及内收、外展运动，动作幅度由小到大，反复进行。

另外，也可因地制宜，做扒门头、抱头外展、扒单杠及栏杆等动作，而进行自我锻炼。练功时要求持之以恒、循序渐进、因人而异，亦可投以温经通络、活血祛瘀之剂，以促进术后瘀血消散、功能恢复。

8.医疗练功法

医疗练功法是嘱患者做特定的活动姿势以及与病情相宜的步态动作等锻炼，以防治疾病、促进肢体功能恢复的一种疗法。在急性期必须使患肩休息，以利炎症消散和疼痛减轻；在功能恢复期宜做增加肩关节活动度和旋转功能的练习，活动范围由小到大，姿势种数由少到多，要动之适时，动之合度。

（1）荡臂：①一式：站立，健手扶台，患肩用力，于身侧前后摆荡，幅度由小到大，20 起数。②二式：弓箭步，两臂垂于身侧，一手在前，一手在后，做协调摆荡，幅度亦由小而逐渐增大。

（2）风拳势：两足并立，迅速蹲下，无须起踵，同时握拳屈肘，并肘并拳挟于胸股之间，以两膝反弹之力起立，同时两拳翻转，拳心向下，向两侧弹出，再迅速蹲下如初，反复行之，做 30～50 次。

（3）白马分鬃：骑马桩式，躬腰，两手相抱交叉于膝前，挺腰，两臂随之上升，于头前方两腕适成交叉，旋即掌心向外，翘掌，向两翼分开一遍，可连续数遍。

（4）白鹤展翅：弓箭步，两肩放松，两臂侧平举，屈肘，一手搁于对侧肩上，另一手搁于对侧腋下，旋即复至侧平举位，两手一上一下，交替行之。

（5）一指鞭法：肩及两肘放松，两手握拳，食指直伸，屈肘交臂于胸前，旋即两臂灌力，迅速向两翼弹出，再迅速收回，交于胸前，反复进行 30～50 次。

（6）大圆手：骑马桩，全臂灌力，上身不动，两手自胸前内上外下翻转，左起右落，相继运行，次数不限。

（7）万字车轮功：取骑马桩势，左手钩掌，左臂后伸，右臂灌力，掌心向上伸向左前方，上身微向左转，继之右臂自左前方旋向右前方，掌心朝外，随即钩拳，右臂后伸，左臂随之，掌心朝上，伸向右前方，上身微向右转，顺势躬腰，左手下压并拉回，左侧钩掌后伸，右手自身后升至左前方，掌心向上，回复初势，如此做数遍。继改右手取左手姿势，左手取右手姿势，并恰同前式相反的方向旋转，左右同数，掌心朝外，随即钩掌后伸。

（8）金介健力：骑马桩势，上体端正，两目平视，两手平腰间开拳，并指微屈，掌心向上，先出左手，左臂灌力前伸，随即翻掌，用力收回腰际。再出右手，右臂灌力前伸，随即翻掌，用力收回腰际。共做30~50次。

第五章 胸腰部伤病

第一节 胸胁迸伤（岔气）

胸胁迸伤又称岔气、屏气伤，是由于用力不当或呼吸不协调而引起胸胁部气机壅滞，出现以胸胁掣痛、攻窜不定、胸闷憋气、屏气呼吸为主要症状的一种病证。临床上多见于举重抬扛，用力不匀或动作不协调，使胸壁的肌肉和小关节受到牵拉、扭挫所致。多见于青壮年、体力劳动者。本病属中医学"气伤""形伤""筋伤"等范畴。

一、应用解剖

胸廓包括胸段脊柱、肋骨、肋软骨与胸骨及其连接。胸廓诸骨的连接比较复杂，包括肋椎关节、胸肋关节、胸软骨间关节、肋骨与软骨间的连接和胸骨间的连接。

1.肋椎关节

由肋骨后端与胸椎构成，包括肋骨小头关节和肋骨横突关节两个关节。肋骨小头与椎体肋凹构成肋骨小头关节，肋骨结节关节面与横突肋凹组成肋骨横突关节。两者为联合关节，其运动是通过肋颈的斜轴，运动时肋颈沿此运动轴旋转，肋骨前部则上提下降，两侧缘做内、外翻活动，使胸廓矢状径和横径发生变化，有助呼吸作用。

2.胸肋关节

以第2～第7肋软骨（呈楔状，与胸骨上的切迹对称）所构成的滑膜关节、胸肋关节腔为一窄隙，关节囊很薄很紧，被胸肋前后韧带加强。

3.肋间神经

肋间神经构成胸神经的前支，共12对，最下一对称肋下神经，沿肋骨内面下缘的肋沟由后向前行进，分布于胸廓及一部分腹部的肌肉及皮肤。上6对肋间神经支配肋间肌和胸前外侧壁的皮肤；下6对支配腹前外侧壁的肌肉和皮肤。

4.胸固有肌群

又称呼吸肌，有肋间外肌、肋间内肌、胸横肌和肋下肌等，均受肋间神经支配，具有保护胸腔内的脏器、协助胸廓运动和支持身体等功能。

二、病因病机

多因急性牵拉或扭挫损伤，如提拉举重，姿势不良，用力不当，旋转扭挫而导致胸壁固有肌肉的痉挛、撕裂伤或肋椎关节错缝、滑膜嵌顿等。

1.外伤

当身体受到过猛的扭挫性外力时，可引起肋椎关节损伤，轻者关节错缝，重者韧带撕裂，以致肋椎关节发生半脱位，刺激肋间神经，引起胸肋窜痛。在扭转时可以造成某一方位的关节间隙张开，而使松弛的关节囊滑膜嵌入其间。关节滑膜中有感觉神经末梢，故嵌入后即可引起疼痛，并发生急性损伤性病理反应。

2.进气伤

进气提拉举重、姿势不正，搬运过猛，扛抬负重姿势不良、用力不当，超负荷用力，可使胸壁固有肌肉（肋间内肌、肋间外肌、肋内筋膜、胸横肌）受到牵拉或挤压，而产生痉挛或撕裂伤，反射性刺激肋间神经而引起疼痛。

《杂病源流犀烛》说："忽然闪挫，必气为之震。震则激，激则壅，壅则气之周流一身者，忽因所壅而聚在一处，是气失其所以为主矣。"本病多因牵拉扭挫伤及经筋脉络，气机壅滞，运行不畅，不通则痛。"气伤痛，形伤肿"，气伤则窜痛不定，痛无定处；形伤则痛有定处，牵掣肿痛。

三、诊断

1.症状

（1）有明确的外伤史，如扛抬、举重、攀高、跳跃、推拉、挤压、闪挫等外伤史。

（2）轻者当时可无症状，待休息后出现胸胁板紧不舒，牵掣隐痛，痛无定处，继而胸闷、深吸气痛；重者当即出现疼痛，出现一侧胸胁部疼痛或肩背部疼痛、闷胀，咳嗽或呼吸时疼痛加重。

（3）气伤者，疼痛走窜不定，局部无明显压痛，呼吸、说话时有牵掣性疼痛，甚者不能平卧，不敢俯仰转侧；形伤者，痛有定处，局部瘀肿。甚者痛彻脊背，持续不能缓解，翻身转侧困难。

2.体征

(1)压痛:轻者往往不能明确指出疼痛部位,局部伤处可有小范围压痛。若系胸壁固有肌的撕裂或痉挛,在相应的肋间隙可见肿胀。

(2)肿胀:重者胸壁附着肌拉伤,损伤部位多有明显肿胀,可见有瘀斑,局部压痛明显。

(3)功能障碍:因伤后胸肋部疼痛,并牵扯背部,不能俯仰转侧,呈保护性地减少呼吸运动,使呼吸变得浅促。

(4)特殊检查:胸廓挤压试验因保护性痉挛可呈阳性。

3.辅助检查

轻者一般无须其他辅助检查即可明确诊断;重者应做 X 线摄片检查,可排除骨折、血气胸等。

四、鉴别诊断

1.肋骨骨折

有明显外伤史,骨折处局部瘀血、青紫、压痛明显,或有肋骨移位畸形,胸廓挤压试验阳性,X 线可见肋骨骨折。严重时可见气胸、血胸、皮下或纵隔气肿等病理表现。

2.肋间神经炎

无明显外伤,表现为胸肋一侧或两侧疼痛,疼痛性质表现为针刺样疼痛或灼痛,疼痛沿着肋间神经分布。疼痛部位以脊椎两旁、胸骨旁较为明显。

五、治疗

1.治疗原则

行气活血,散瘀止痛,理筋整复。

2.手法

按法、揉法、拿法、擦法、摩法、拔伸法、一指禅推法等。

3.取穴

压痛点、章门、期门、大包、中府、云门、膻中、日月等穴,患侧胸肋部及背部膀胱经腧穴。

4.操作

(1)患者侧卧或俯卧位,医者以手掌在患侧胸背部施以缓慢的推、揉手法,自上而下,由轻到重,时间约5分钟,以达到舒筋活络、行气止痛的目的。

(2)继上势,医者以一指禅推法沿病变节段肋间隙及背部膀胱经往返操作,并对阿是穴配合按揉法,时间约5分钟,以达到散瘀止痛、缓解肌肉痉挛的目的。

(3)患者取仰卧位,医者先用拇指按揉背部压痛点、章门、期门、大包、中府、云门、膻中、日月等穴,时间约5分钟,以达到疏通经络、行气活血的目的。

(4)患者取坐位,医者先搓摩两胁,沿疼痛肋间隙方向施以掌擦法,以透热为度,以达到行气活血、散瘀止痛的目的。

(5)对伴有小关节错缝者,可采用抱颈提胸法操作。患者站立位,屈颈,双手于颈后相扣抱住颈部,两肘内收于胸前,全身放松,医者立于其身后,两手抱住患者的肘臂部,胸部贴紧其脊背,瞬间用力向上提升胸椎,使其两足离地即可。常可听到小关节"咯、咯"响声,即可收效。

六、注意事项

(1)本病以胸胁掣痛,攻窜不定,胸闷憋气,屏气呼吸为诊断要点,在排除骨折的前提下才能推拿。

(2)对气伤者以行气活血、疏经通络为治疗原则,手法宜轻柔缓和,以疏为主;对形伤者以活血散瘀、解痉止痛为治疗原则,手法宜轻重兼施,以散为主;对有肋椎关节半脱位、滑膜嵌顿者,以纠正错缝为治疗原则,理筋与整复并用,以整为主。

(3)治疗期间患者应避免举、扛、扔、提等动作,以免再次受伤。如伴有咳嗽症状应及时给予止咳,以免症状加重。

第二节　急性腰扭伤

急性腰扭伤是指腰部软组织突然遭受扭闪或过度牵拉等间接外力所致的损伤,好发于下腰部,以青壮年为常见。损伤可涉及肌肉、筋膜、韧带、椎间小关节和关节囊、腰骶关节及骶髂关节等。腰部扭伤病情较为复杂,急性期若未能给予有效的治疗,容易转变为慢性,变成顽固性腰背痛,治疗比较困难。本病一般属中医学"闪腰""腰部伤筋"等范畴。

一、针灸治疗

1.毫针法

(1)取穴:根据腰部疼痛部位,选取1～2个穴位。如腰部正中疼痛,病在督脉者,取人中或龈交;如腰部一侧或两侧疼痛,病在太阳者,取患侧或双侧攒竹或养老;如督脉、太阳同病者,取后溪或腰痛穴;如局部肌肉紧张痉挛者,取阿是穴。

(2)操作:针人中时,令患者采用坐位,以 30 号 1 寸毫针,押手提捏人中沟,刺手快速进针,针尖向上斜刺 0.2~0.3 寸,当局部出现胀痛或麻胀感时,行捻转泻法,并嘱患者同时前后左右活动腰部,留针 15~20 分钟,间歇行针 2~3 次。待疼痛明显减轻时,再直立活动腰部。针龈交时,患者大多在此穴处出现 1 米粒大小的白色小结,用 30 号 1 寸毫针在小结下斜向上方针刺,行捻转泻法,并嘱患者活动腰部,留针 10~15 分钟,间歇行针 2~3 次。针攒竹时,取患侧或双侧,用 30 号 1 寸毫针针刺,局部产生酸胀得气感后,行捻转泻法,以眼流泪为度,并嘱患者活动腰部,留针 10~15 分钟,间歇行针 2~3 次。针养老时,取患侧,用 30 号 1.5 寸毫针,快速进针得气后,行捻转泻法,以经气向上感传为佳,并嘱患者活动腰部,留针 10~15 分钟,间歇行针 2~3 次。针后溪时,取患侧,令患者手握空拳,用 30 号 1.5~2 寸毫针向合谷透刺 1.5 寸左右,得气后行捻转泻法,并嘱患者活动腰部,留针 10~15 分钟,间歇行针 2~3 次。针腰痛穴时,取患侧双穴同刺,用 30 号 1.5 寸毫针,快速进针得气后,将针上提,再向上斜刺,行捻转泻法,以经气向上感传为佳,并嘱患者活动腰部,留针 10~15 分钟,间歇行针 2~3 次。针阿是穴时,取腰部压痛点的对应点,即左病右取,右病左取。用 28 号 1.5~2 寸毫针,快速进针得气后,行龙虎交战法,留针 15~20 分钟,间歇行针 2~3 次。

2.电针法

(1)取穴:根据腰痛部位的不同,选取患侧或双侧相应部位的夹脊穴。

(2)操作:用 28 号 3 寸毫针稍偏向内侧进针 2~3 寸,使局部酸胀感或麻电感向下肢放射。如棘间韧带扭伤,可向棘间韧带方向进针 1~1.5 寸,局部酸胀向四周放散。接 G6805 治疗仪,选断续波,频率为 200~250 次/分,治疗 20~30 分钟。每日 1 次,5 次为 1 个疗程。

3.浮针法

(1)取穴:寻找阳性反应点(压痛最明显处),取此点左或右 2~3 寸处为进针点。

(2)操作:常规消毒后用 6 号一次性浮针针具(第一军医大学中医药研究所研制)1 枚,针尖对准阳性反应点,快速平刺进针,透过皮肤后将针身平贴皮下横向进针直至针柄。进针过程中,应无疼痛、无得气感,否则,应退回至皮下,重新进针。进针后按压阳性反应点,一般来说,压痛会明显减轻或消失。若疼痛未见减轻,则检查针尖是否正对阳性反应点，如有偏差，应重新校正。进针完毕后，嘱患者活动腰部，如不影响活动，则以胶布固定针柄，视天气情况留针 12～48 小时。取针后，若疼痛仍未消失，可间隔 1 日或选取其他进针点再行浮针治疗。3 次为 1 个疗程。

4. 火针法

（1）取穴：腰阳关、承山。

（2）操作：穴位严格消毒后，用自控弹簧火针，针体直径 1.5mm。把针体在酒精灯上烧灼，待针尖红而发亮时，准确刺入穴位，疾刺快出，针刺深度 2～3mm。需要时隔日再针 1 次。

5. 平衡针法

（1）取穴：腰痛穴位于印堂上 1 寸，在神庭穴与印堂穴中点。

（2）操作：患者取坐位或卧位，常规局部消毒后，用 28 号 3 寸毫针，沿皮下骨膜向印堂方向平刺 1～1.5 寸，采用上下提插手法施以中强刺激，以出现局限性的酸麻胀感为得气。一般留针 5～15 分钟，每 5 分钟行针 1 次，得气后令患者活动腰部，以利气血运行。

6. 针刀疗法

（1）取穴：患者俯卧位，腹下垫枕，尽量使患部肌肉被动牵伸，肌紧张痉挛暴露更明显。在腰部痉挛呈条索状的骶棘肌中找准明显压痛点，1～5 个不等，用 1% 甲紫做上标记。

（2）操作：局部皮肤常规消毒，铺巾，左手中、食指扣及条索状的骶棘肌并固定于术点两侧，右手持 4 号汉章针刀，刀口线与肌索走向平行，快速刺入，当感到已穿透深筋膜后再缓慢进入肌腹中，待患者有较强的酸、胀感时稍停顿，说明针刀已达病变部位，纵行疏通 2～3 次，留针。同法做其他术点，当所有施术点均做完时，即可出针刀。术后迅速以闪火法将大号玻璃罐拔吸各术点，留罐 3～5 分钟，取罐，擦除瘀血，以创可贴覆盖针孔。

7. 银质针法

（1）取穴：患侧次髎、上髎、志室、肾俞。

（2）操作：用 80% 银特制而成的银质针，针身 10.5cm，针柄长度 6cm，直径 1mm。次髎：以 45°斜刺进针到中髎骶管孔内，不做捻转提插，针尖有堵塞感，或有酸麻感放射至前阴或下肢即止，留针时在针柄头上艾灸，使其热能直接深入传导到病变疼痛部位，以达到温经散寒、活血止痛、解痉通络作用。志室：用长银针针尖进入皮肤，针体以 45°斜刺到椎弓与横突连接部位，可出现酸麻感向下传导，不能过深,以防针尖进入椎管内损伤脊髓神经,然后退至皮下直刺,有酸麻感即止,不做捻转提插,留针加艾灸。

8.锋钩针法

(1)取穴:患者俯卧位,在腰背部找准压痛点,用锟针做好标记。

(2)操作:局部给予常规消毒,医者右手的拇指、食指、中指紧压针身,留出刺入长度,左手食指、中指紧压痛点上下,露出治疗部位,迅速将锋钩针刺入皮下组织,再加压进针直达病所,先在钩割的组织内轻轻弹拨,然后再有节奏地牵拉纤维,上下钩割3～4次,以局部酸胀、松快感为度。钩割完毕后出针,针眼处用消毒棉球按压片刻,然后拔罐5～10分钟。每周治疗1次。

9.腕踝针法

(1)取穴:根据扭伤部位的左右选择腕踝针的不同分区,一侧疼痛选同侧下6区,两侧疼痛选双侧下6区。

(2)操作:取28号2寸无菌毫针,用75%酒精棉球常规穴位消毒后,针体与皮肤成30°快速进针皮下,将针沿皮下尽可能表浅地平直往里推进1.5寸,进针后不提插捻转,医者感针下松软,患者无酸麻胀感为宜,留针30分钟后出针。留针期间嘱患者前、后、左、右活动腰部。

10.手针疗法

(1)经穴法:取后溪。以2寸毫针,向合谷方向刺1寸,行泻法,使针感向肘、肩传导,留针20分钟,嘱患者缓慢活动腰部。

(2)奇穴法:取精灵、威灵。以1寸毫针刺0.5寸,强刺激,留针20分钟,配合腰部活动。

(3)手针穴法:取腰肌点。以1寸毫针刺0.5寸,强刺激,留针5分钟,配合腰部活动。

(4)手象针穴区法:取手伏象、桡倒象之对应腰部位。以毫针刺,提插捻转后不留针。

(5)第二掌骨侧针法:取腰穴。以毫针刺1寸,留针30分钟。

11.芒针透刺法

(1)取穴:患者平卧于床上,暴露腰部皮肤,选阿是穴或明显索条状隆起处作为针刺点。

(2)操作:常规消毒皮肤后,用直径0.35mm,长150mm毫针快速刺入皮下,针尖顺肌肉走行方向斜刺入60～125mm,施以捻转泻法,待指下感觉有沉重涩滞转为轻松流利感时,将针缓缓退向皮下,摇大针孔,再轻轻退出。需3～5分钟。针毕,迅速在进针处用闪火法闪罐数次后,留罐10分钟,至瘀血流尽起罐,取下罐后擦去皮肤上的血迹。

12.穴位封闭法

(1)取穴:患者取腹(俯)卧位,医者沿脊柱两侧旁开1寸(中指同身寸)按压,寻找明显压痛点,若压痛点有数个,再按压痛程度比较,以最痛点为阿是穴。

(2)操作:用5mL注射器,抽取2%普鲁卡因(先做皮试为阴性)1mL和复方丹参液1mL,混合。常规消毒阿是穴周围皮肤,用6号针头快速穿过皮肤,如触及脊椎横突,可进行上、下、左、右提插,沿空隙进针,使之产生触电样酸麻,直达足跟,抽吸无回血,即可注入。然后嘱患者慢慢起床,注意休息。隔日1次,5次为1个疗程。

13.刺络拔罐法

(1)取穴:阿是穴、委中。

(2)操作:患者俯卧,严格消毒局部皮肤后,医者持三棱针在痛点散刺(豹纹刺),在委中点刺出血数滴,然后在痛点行拔罐术,用大号火罐,留罐10～15分钟,每日1次,5次为1个疗程。散刺须做到浅而快,点刺委中时出血不宜过多。

14.刮痧治疗法

(1)取穴:人中、后溪、肾俞、大肠俞、腰阳关、委中、承山等穴位。

(2)操作:患者取坐位,在颈椎(任何病症宜先刮拭颈椎,再刮拭其他患处)区域涂布刮痧活血剂,取刮痧板以45°平面朝下刮拭。刮完颈椎后,刮人中15次左右,刮完人中后,刮拭患者小指上后溪,刮完后溪后,取俯卧位,在肾俞、大肠俞、腰阳关一带寻找痛点刮拭,再在委中、承山穴位上用角刮,以上部位刮试出红花朵点或青紫疱块为度。刮痧每次在25分钟之内,点、线、面结合,避寒冷,夏季刮痧时应回避风扇直接吹刮痧部位。刮痧后宜喝一杯淡盐水,2次刮痧时间一般间隔3～7日。空腹、熬夜、精神紧张,特别怕疼者不要刮。

15.雷火针灸法

(1)雷火针制作:取纯净细软的艾绒125g,平铺在40cm×40cm的桑皮纸上,将沉香、木香、乳香、羌活、干姜、炮山甲各9g共研细末,加麝香少许,掺入艾绒内,紧卷成爆竹状,外用胶水或糨糊封固,阴干备用。

(2)取穴:三焦俞、肾俞、气俞、大肠俞、关元俞、小肠俞、膀胱俞为主的腰部足太阳膀胱经穴位。

（3）操作：嘱患者取俯卧位，充分暴露施术部位。将雷火针的一端点燃，用清洁干燥棉布7层将烧着端包裹，立即紧按于穴位处灸熨，使雷火针内的热力透过布层，深入肌肤，直达病所。如患者感到太烫应略将雷火针提起，以免烫伤，若针冷则再燃再熨，如此反复灸熨7～10遍，至局部皮肤发红为度。每日1次，7次为1个疗程。

二、推拿治疗

1.五步法

（1）第一步：患者俯卧，医者用两手沿胸椎两侧膀胱经，自上而下推拿数分钟，其力度要求深透沉稳。

（2）第二步：揉摩腰阳关，拿捏肾俞、腰眼、环跳、痛点，最后按揉委中。

（3）第三步：医者用㨰法在局部及周围做大面积的由上而下的㨰动。

（4）第四步：患者侧卧，医者用一肘压于患者肩部，另一肘压于臀部，压肩的手食指和中指点压损伤部位，以压肩之肘推动肩部后旋，使脊柱的旋转线正好达食、中指所压的损伤部位，然后压在臀部的另一肘部，用突然的爆发力，使患处小关节整复，往往可听到"喀咔"响声，即毕。此法先做健侧，然后在患侧再做一遍。

（5）第五步：最后患者仰卧，医者用双手分别握住患者的双踝部，用放松抖法结束。

2.施氏五法

（1）按揉法：自患者肩背部开始由上向下沿脊柱两旁棘肌，医者以双手掌平按，做到按中带揉，用力均匀深透，按揉腰间后，再继续做臀部、两侧大腿后缘、腘窝及小腿肚等部位的按揉，如此反复3次。

（2）点拿法：医者以双手拇指指腹点按华佗夹脊穴、肾俞、大肠俞、命门、臀上、环跳、秩边、殷门、委中、承山诸穴，按时应运气用力，柔中有刚，使患者有酸麻、得气感。继则拿双侧肩井、肾俞、臀上、殷门、委中、承山、昆仑、太溪等穴位，使患者有酸胀麻等感觉。

（3）三板法：先扳肌肉，即患者俯卧位，医者以双手拇指相对，自腰1棘突开始由上向下至腰部，分别向两侧推扳棘肌，要用软硬功将肌肉尽量由脊柱中心线向旁侧推开。如伤后肌肉痉挛，用此法可立即松弛痉挛肌肉，祛除疼痛。再斜扳髂部，即患者侧卧，医者立于其腹侧床边，一手放于患者上侧肩前缘，另一手放于同侧臀上部，两手对向交叉用力，摇晃绞挤腰部至最大限度，然后做一轻快有力的扳动，此时可闻及"咯咯"声。嘱患者换一面侧卧,做另一侧斜扳手法。最后做扳髋膝动作,即患者俯卧,医者立于床边,一手按患者腰部,一手提拿患者一侧足踝部,然后两手向相反方向用力,有弹性地按拿数次,再紧按做快速有力的按拿,此时可闻及"咯嗒"声。医者换至另一侧床边,提拿另一侧足踝部,如上法再做扳髋膝动作。

(4)背抖法:医者缓慢将患者扶起,嘱其双下肢并拢立稳,然后医者与患者背对背而立,并以双肘钩住患者双上肢,令患者缓慢地顺医者弯腰姿势仰面躺于医者背上,医者以自己的腰臀部顶住患者腰臀部并背起,使其双足离地,医者缓缓摇晃患者数次,然后以腰部有力快速地抖颤患者,使之在腾空状态下紧张的关节和肌肉得到放松。

(5)和腰法:患者双足分开立稳,医者立其一侧,一手按其腹部,一手按其腰部,帮助患者做摇转腰部(风摆荷叶姿势)动作,左右各 12 次。

3.三步六法

(1)第 1 步:①点穴法:令患者俯卧位,医者用单拇指或双拇指端由足下向上点按经穴,从金门起,次申脉,再跗阳,继取昆仑、公孙、复溜,最后点按承山、承筋。以此重复点按 3 次。注意点穴为向心点按。②摩拿腰肌法:患者俯卧,医者以两手四指并置于第 10 胸椎两旁高处向下直摩到第 1 骶椎处,反复操作 5～10 分钟,接着以两手分置腰部两侧,拇指置季肋下章门穴处,其余四指置腰后京门穴处,着力拿提腰部肌肉 1～3 分钟。注意:摩法先轻后重,拿法宜重,提法宜轻。③旋腰旋臀法:患者侧卧,左或右下肢伸直,另一下肢屈曲,左或右上肢屈肘搭肩。医者站其侧,以一手拿定患者上侧肩部,另一手按着髂前上棘处进行推扳,前后摇动 10 数次后,医者一手将肩部稳住,另一手用劲将髂前上棘向前按推,此时能听到"咯"的响声,稍待片刻再施术于对侧。接着让患者仰卧,双下肢并拢屈起并尽可能紧靠腹壁,医者一手握拿两足踝部,另一手把住双膝下压,以臀部为支点,让下肢做向左、向右环形旋转 10～20 次。注意旋腰过程中不必强求响声。

(2)第 2 步:背晃法。令患者站起,不能站起者需助手扶住,医者背对背靠着,用手肘勾住患者两肘,医者的尾骶部抵着患者腰部,并俯身慢慢地将其背起离地,做膝关节伸屈用力颤颤 5～10 次,左右各晃动 3～5 下,此时可听到响声,术毕轻轻放下,如果术后患者疼痛较剧,可卧床休息片刻。注意不必强求响声,颤颤时先轻一些,让患者有思想准备。

(3)第 3 步:①扶墙下蹲法:患者面墙而立,两臂高举,胸部触墙,然后医者用两手抵住其腰眼,再令患者徐徐下蹲,如此十蹲十站起。注意有的患者不能站起,医者双手在抵腰基础上扶托使其站起。②拔火罐及热敷法：患者俯卧，用"闪火法"，以镊子夹住燃烧的酒精棉球，在火罐内壁烧1～2周，迅速退出，然后将罐罩于痛处，留罐20分钟后取下，或用烫毛巾热敷于上述部位5分钟。

4.一牵三扳法

(1)一牵法：患者俯卧位，医者立于患者足侧，以双手握住双踝，把双腿提起，使腰部后伸，缓缓用力后伸(与对手行对抗牵引)，重复3次。

(2)三扳法：俯卧位。①扳肩压腰法：医者一手以掌根按压患者第4、第5腰椎，一手将肩扳起，与压腰的手交错用力。对侧再做1次。②扳腿压腰法：医者一手以掌根按压患者第3、第4腰椎，一手将一侧大腿外展抬起，与压腰的手交错用力。对侧再做1次。③双髋引伸压腰法：医者一手以掌根按压患者第3、第4腰椎，一手与前臂同时将双腿抬高，前后左右摇摆数圈，然后上摇双腿，下压腰部，双手交错用力。

5.高低平面法

(1)低平面腰扭伤法：①患者俯卧位，医者以两手食指及中指找出两侧髂骨嵴上缘及骶棘肌外缘，两手拇指分别置于两侧骶棘肌外缘，拇指纵轴与肌纤维呈垂直方向，其余四指环拖两侧髂骨，两拇指同时向中心横行挤压，待拇指分别推到骶棘肌肌腹中部(相当于大肠俞)时，两拇指依皮肤之滑动，向下稍滑，并用力向下按压，向下按压时，力量须持续加重到医者的最大指力，不可猛压。按压持续半分钟后，再用力向上推挤，同时拇指向外旋转并逐渐放松压力。最后两拇指在原处轻轻揉按。②医者将两拇指沿骶棘肌向下移动，至髂骨后上脊缘，相当腰5骶1平面关元俞，用力向下按压半分钟。此处拇指直压直起，不滑动，不旋转。③医者两手拇指置于腰5骶1平面骶棘肌的外缘，稍向内推，即用力向下按压，持续半分钟后，拇指向上滑动并向外旋转放松。④医者以手掌掌根沿右侧背伸肌自上而下旋转揉按，至骶髂关节为止，反复2～3次，同法施于对侧。⑤医者两拇指呈水平位，放于第1胸椎棘突两侧旁开2cm处向中线挤压，挤压至中线起手时，拇指向上、向外旋转，顺延而下，至腰5平面止，反复2～3次。⑥患者两手攀住床头，一助手持握两踝上部，徐徐向下牵引半分钟。此时，医者右手掌放于腰四、腰五平面之背侧，左手掌搭于右手背上，两手掌重叠在患者腰部做左右摇搓推按，反复4～5次。

(2)高平面腰扭伤法：①医者两拇指分别置于平腰四、腰五平面之两侧骶棘外缘，同时向中线挤压，待拇指推到骶棘肌肌腹中部(相当大肠俞)时，拇指依皮肤之滑动，向下稍滑，并持续用力向下按压至最大指力半分钟，再用力向上推挤并向外旋转,逐渐放松压力,拇指在原处轻轻揉按。②医者两拇指呈水平位,放于第1胸椎棘突两侧旁开2cm处向中线挤压,挤压至中线起手时,拇指向上、向外旋转,顺延而下,至腰5平面为止,反复2～3次。③医者手掌放于患侧背伸肌之上,四指屈曲,以掌根稍按压后,即猛然用力向前推耸,自肩胛骨下角开始,顺延推耸而下,至腰四、腰五平面为止,反复1～2遍。④医者用两手大鱼际部自胸1平面开始,沿两侧背伸肌向外分开推按,至腰四、腰五平面为止,反复2～3次。⑤患者两手攀住床头,一助手站在床尾,持握患者两踝上部,徐徐向下牵引半分钟。此时,医者右手掌放于腰四、腰五平面之背侧,左手掌搭于右手背之上,两手掌重叠在患者腰部做左右摇滚推按,反复3～4次。

6.辨证推拿法

(1)前屈腰部双侧疼痛者:患者取坐位,医者立于患者背后,用两手环腰抱住(如为女性患者,可以侧抱腰),令患者向前徐徐弯腰,待患者将腰弯至最大限度时,医者两手猛然用力由前向后拉腰,患者会感到剧痛一下,疼痛可立刻消失,运动自如。妊娠患者忌用。

(2)后伸腰部双侧疼痛者:患者站立,医者与患者背靠背站立,用双肘挎住患者双肘窝,弯腰将患者抬起,臀部顶住患者腰部,使患腰呈过伸位,然后医者旋转上身,使患者下肢左右摆动,一回摆动5～6次,稍停再做,三回即可。再让患者自动活动时,疼痛减轻或消失。

(3)侧屈与后伸单侧腰部疼痛者:令患者侧卧,患侧向上,背向医者。医者立于其背后,面向患者足侧,用身侧抵在其骶部,用近患者之手拇指压在腰的侧方痛处,用另一手握住患侧踝上,先使髋、膝两关节作屈伸活动,待其活动已能主动配合时,医者可突然用力向后牵腿,使腰呈过伸位,此时会出现瞬间的疼痛,1～2分钟后,其腰痛可大大减轻或完全消失,活动自如。

(4)侧屈与前屈单侧腰部疼痛者:令患者仰卧,助手固定患者双肩,勿令摇动,医者将患者双膝、双髋关节屈至极限,然后向疼痛方向旋动双膝,边旋边推直达床面,操作3次,腰痛即可减轻或不痛。

7.辨病推拿法

(1)棘上和棘间韧带扭伤:①腰部屈伸按压法:患者端坐,医者坐其后方,用双手拇指自上而下做揉法、分筋法数遍,然后让患者腰部前屈至最大限度,使棘突间隙变宽,同时医者用双手拇指在损伤处按压,再让患者腰部自动直起以形成对抗作用。此法可反复数遍。然后点按腰四、腰五处的痛点,肾俞、腰俞等穴位。继而捏拿中脘周围的腹肌,以达镇痛、松解腰肌、缓解痉挛的目的。②坐式牵引法:患者端坐,医者站在后方,用双手从背后环抱于患者胸前,使其肌肉放松后,摇动腰部,待患者不注意时,猛然将其身体提起,此时患者有一种牵引感,并出现响声。

(2)棘上和棘间韧带损伤,同时伴有棘突偏歪及小关节错缝者:①坐姿推扳法:以右侧为例。患者端坐,医者站其右侧的后方,用左手拇指抵于偏歪的棘突右侧,另一手经其胸前伸向对侧,扳住左肩部,助手固定对侧下肢,嘱患者向右前方扭转腰部至最大限度,两手同时做对抗推扳法,以腰部发生响声为宜。②定位推挤法:以左侧为例。患者端坐,医者坐其后方,用双拇指推揉腰肌两侧,痛点部位多施术。患者腰部向左侧自动旋转至最大限度,医者用拇指顶住左侧偏歪的棘突,以减少患椎的旋转,同时令患者腰部缓慢向右侧旋转至最大限度。患椎处于相对静止状态,其他椎体处于运动状态,以达到错缝的小关节复位。然后再点按肾俞、大肠俞、环跳。

(3)腰肌扭伤:患者端坐,医者站于其后方,用双手拇指沿腰椎两侧自上而下做按揉法,在痛点部位多施术。再用拇指沿骶棘肌走行方向施拨筋法,然后再按压肾俞、大肠俞,并向上推。按压关元俞,并向下推,同时做左右拨动法。腰肌僵硬者,用拇指重按腰眼。腰肌损伤伴有侧弯者,患者端坐,医者坐其后方,用双手拇指自腰部骶棘肌由上而下做揉法、分筋法数次。此法是为了放松腰肌的紧张和缓解痉挛,理顺肌纤维。腰部旋转推扳法:体位同上,以右侧为例。患者左手搭于右肩,医者右手从患者右腋下穿过,握住患者左肘上端,医者用左手根顶住侧弯最高点,使患者自动向右侧旋转至最大限度,肌肉放松,然后医者在右手顺势牵拉的同时,用左手向侧弯突起处用力推按,此时可听到椎体小关节由于扭挫而产生的响声,小关节错缝者此时即可回位。此时,有的患者腰部症状明显减轻,侧弯的腰椎亦有明显改善。最后,再点按阿是穴、肾俞、环跳及箕门等穴位。

8.推拿牵引法

(1)患者俯卧位,腹部垫以软枕,两手放在体侧或下垂,使腰部肌肉尽量放松,先在痛点周围和肌肉痉挛处进行掌根轻摩和拇指轻推。

(2)体位同上,搎腰部两侧,选用拇指或大、小鱼际揉法,手法由浅及深,最后用拇指深揉痛点,并沿肌肉、韧带,进行上、下、左、右的推扳拨动。选取腰部阿是穴,以及肾俞、上髎、环跳、委中等,用揉、掐手法推拿。

(3)体位同上,一助手站于床头,两手插入患者腋下固定,一助手站于床另一头,两手各握患者小腿下端牵拉。两人进行对抗牵引1分钟,重复2~3次。

（4）医者以掌或前臂按压患者腰部，另一手托其大腿，使髋后伸，压与伸的手法同时发力，两侧各做 6～10 次。

（5）患者仰卧，医者右弓步站于患侧，左前臂托住患肢小腿，右手按扶在膝部，将患肢屈曲，并稍用力按压推送，使患肢大腿尽可能贴近腹壁，然后发力，用巧劲将患肢向外上方牵拉，使患肢呈膝伸直髋稍屈的姿势。

9.正骨推拿法

（1）松筋（松解肌肉）：①推：以拇指沿腰背肌做纵行推按数次，勿用力过大。②揉：以拇指腹沿脊背肌肉（相当于肩胛中线）由上而下，再由下而上做圆形揉按，上下各 2 次。③拨：以拇指尖在紧张部位的肌肉上做快速拨动，至肌肉紧张得到完全松解。④弹：以拇指尖由髂嵴上方向内触及腰肌边缘后向内做快速轻弹，而后再进行前后弹拨数次。

（2）正骨：①纠正偏歪：患者配合深吸气后，屏住呼吸，借以增加腹压，使其对脊柱有均衡的内在支持力，并可使椎间隙增大，利于整复。当患者屏住呼吸时，医者用一拇指扶持上一位正常棘突，用另一手拇指推移偏斜的棘突（如为扭斜用力点应放于棘突的外斜点），随患者呼气慢慢放稳，1 次不成可推 2 次，切忌用力过猛，以防造成反错位和韧带损伤。②按突：对后突的椎体以平稳缓慢的力量向前平行推按棘突。③吊陷：椎体前突则显棘突内陷，当患者屏住呼吸时，医者以左右手拇指分别按定下陷棘突上、下各相邻的正常棘突，平稳向前推按，随患者呼气而轻慢放手，于是内陷（前突）的椎体可吊出。

（3）点穴：两髂翼之中点以拇指尖由左、右向内对顶，力之大小视患者身体强弱的耐受程度为限，时间约半分钟。两坐骨结节后下方，以两拇指同时推顶，术后患者多感腰部轻松并有酸胀感，此时可以用轻缓动作进行效果检查，但不宜动作过急、过猛。术后患者需卧睡 2 小时以上，姿势可不限，以完全入睡为好。这样肌肉得以休息，复位得以稳定。术后不睡卧者，疗效大减，切不可忽视。

10.捏筋拍打法

（1）摩揉舒筋：患者俯卧，双上肢自然平放，腰肌尽量放松。医者立于患者左侧，以手掌及掌根由胸段脊柱两侧向下至骶部摩揉腰部肌肉，反复 3～5 遍。如伴有臀及下肢牵扯痛者，同时揉臀及下肢。

（2）捏筋理筋：医者立于患者患侧，双手拇指和其余四指对合用力，捏揉胸部肌肉，重点放在骶棘肌和压痛点；若能摸到痛性硬结（或条索），可用拇指尖端进行弹拨顺推。

（3）舒筋止痛：用肘点法，点按肾俞、大肠俞、秩边、环跳、委中、阿是穴等，重点部位用点揉。

（4）推臀扳肩：患者侧卧，上腿屈曲旋空，下腿伸直；医者一手扶肩一手扶臀，轻轻摇晃数次。趁患者不备，两手各自向相反方向推扳，以出现"咔嚓"声为佳。

（5）拍打：患者俯卧位，用钢丝、棉垫和胶布做成具有弹性的拍子，由上而下有节奏地拍打腰背、臀部及腰骶，重点拍打痛点，反复3～5遍，手法由轻到重，再由重到轻。

11.点按理筋法

（1）取穴：肾俞、大肠俞、扭伤点、殷门、阿是穴、中脘（拿捏之治腰不能前曲有特效）、尺泽（按压之治直腿抬高有良效）。

（2）操作：拿揉或擦腰骶部软组织5分钟；点按上方穴位5分钟；然后再根据不同病症施以手法。其中后关节紊乱症采用腰部三扳法，即患者仰卧扳肩、伏卧扳腿、侧卧扳腰；臀上皮神经、臀中皮神经损伤离经用坐式旋转拨筋法，即患者正坐，医者坐于其后，以右侧为例，医者右手拇指按于患者神经损伤痛点处，令患者先向左旋腰45°，等快到45°时医者的拇指用力左右弹拨其离经神经，随后上下顺理按压，使其被压进神经沟，反复3～4次；骶髋关节损伤用扳腿压髋法，即患者伏卧，医者一手压于受伤的一侧腰骶关节处，另一手扳住患者同侧的大腿向上用力，以患者能忍受为度，静止持续5～10分钟，然后压腰骶关节的手先轻轻下压2～3下，扳大腿的手再左右摆动3～5下；棘间韧带损伤剥离，用坐式咳嗽弹拨法，即患者正坐，医者于其后，一手拇指放到韧带剥离面上，令其用力咳嗽，医者拇指用力左右弹拨，然后上下顺理按压，反复2～3遍。每日1次，3次为1个疗程。

12.督脉经手法

患者俯卧，两下肢伸直放松。助手二人，一人握住患者两侧腋窝部，另一人握住两足踝部，二人持续用力做对抗牵引。医者用拇指腹从脊柱两旁自上而下进行点按，当点按到患部及痛点时，点按力量加重，并进行强刺激，然后向左右摆动躯体，以后再向下点揉环跳、殷门、委中、承山、昆仑等穴位。助手仍保持患者一侧牵引，按照扭伤部位，如伤在腰部的右侧，则医者左手按住患部，右手拉其右足；如伤在腰部的左侧，则以右手按住患部，左手拉其左足。医者两手密切配合，一手向下按紧，一手尽量用力将患肢上提到极度过伸位，并嘱患者尽量放松腰部，然后用力一提一拉，此时可感到患者腰部有"咯嗒"声，即将患肢放平。医者以手掌根和小鱼际从脊柱两侧自上而下沿足太阳膀胱经和中部督脉经的循行路线推至腰骶部，然后推至足跟部。推完后,再以一手垫于下面,另一手拳击手背,以督脉经顺流而下击至腰骶部。

第三节 慢性腰劳损

慢性腰劳损是指没有明显外伤史的腰部慢性软组织损伤,包括腰肌劳损、腰背筋膜劳损、棘上和棘间韧带劳损、髂腰韧带劳损、腰骶劳损、骶髂关节劳损等。本病好发于青壮年,以劳动者、运动员和演员最为多见。本病因其症状复杂,缠绵不愈,常给患者工作、生活带来影响,故应以预防为主,早期诊断、正确治疗。本病一般属中医学"腰痛"范畴。

一、针灸治疗

1.毫针疗法

(1)取穴:肾俞、气海俞、大肠俞、志室、命门、腰眼、腰阳关,相应的华佗夹脊穴。

(2)操作:穴位局部常规消毒,用 1 寸毫针向脊椎方向针刺,用中强刺激,留针 20 分钟。每日 1 次,10 次为 1 个疗程。

2.电针疗法

(1)取穴:根据以痛为腧的取穴原则,采用患者腰部自主活动与医者触按相结合的方法,在腰部足太阳经所过之处找到最敏感的压痛点(该点也是有上述硬结的患者硬结的所在部位)作为进针点。

(2)操作:嘱患者俯卧,常规消毒后,用 0.25mm×50mm 的毫针快速垂直刺入皮肤,以捻转手法为主缓慢进行,得到酸、麻、胀的针感后停止进针。以督脉为界,左右腰部各进针点以每两针为一组,接通 ZY220GZ1 型针灸治疗仪,选用疏密波,电流强度根据患者耐受力由小到大逐步调至最适宜状态,一般以中等刺激量为宜。治疗时间依病程而定,凡病程在 1 年以内者,每次通电 20 分钟,病程达 1 年以上者,每次通电 25～30 分钟。对体质较弱、耐受力差的患者,电流强度及每次治疗时间宜分别适当减弱和缩短。10 次为 1 个疗程。

3.温针疗法

(1)取穴:阿是穴。

(2)操作:取 2 寸毫针,以痛为腧,针入深度为 0.8～1 寸。将针垂直刺入后再将针提至皮下,向左、向右各刺 1 针,然后将针留至进针时的方向和深度。将剪切好的艾条(长约 2cm)置于针柄点燃行温针法,待其燃尽后,复行针刺操作 1 次,留针 20 分钟,其间再重复针刺操作 1 次。针刺时应根据疼痛部位的大小、针刺点的多少确定针间距离,一般为 3cm。每日 1 次,10 次为 1 个疗程,疗程间休息 2～3 天。

4.围刺针法

(1)取穴:阿是穴、相应夹脊穴。

(2)操作:用 1.5 寸毫针取阿是穴进针得气,然后于上、下、左、右各向阿是穴斜刺 1 针,令强烈针感集中于患处;或用 2～3 寸毫针,取患处夹脊穴及膀胱经穴,上、下对刺四针,亦令强烈针感集中于患处。留针 30 分钟后起针,然后于患处拔罐 5～20 分钟,在针刺及拔罐的过程中用红外线灯照射。每日 1 次,10 次为 1 个疗程,休息 2 日,继续下 1 个疗程。

5.浮针疗法

(1)取穴:患者俯卧,暴露腰部。先明确阳性反应点(痛点或压痛点),在距离阳性反应点上方、两侧或上方 1.5cm 处确定一个进针点。

(2)操作:常规消毒,手持针柄,将针尖对准阳性反应点,透过皮肤后将针身平贴皮下纵向进针,深度为 1.0cm 左右,不行提插、捻转。这时患者应无酸麻胀痛等感觉,若有,说明针刺过深或过浅,须将针退回重新进针。然后,退出针芯,将套管部分留在患者体内,胶布固定,留针 1～2 日,因针身未深入肌层,留针期间一般不影响患者的日常生活。留针 1～2 日后出针,间歇 1 日,再行浮针。间歇期间辅以擦法在疼痛局部推拿 10 分钟。

6.火针疗法

(1)取穴:阿是穴、双侧肾俞、双侧委中。

(2)操作:患者均取俯伏坐位,充分暴露治疗部位,先在腰部明显压痛处给予指甲划痕标记,在已选好的腧穴上进行常规消毒,再涂上一层薄薄的万花油。点燃酒精灯,选用直径 0.5～0.8mm,长 1.5 寸的钨锰合金针,右手持火针,用酒精灯的外焰将针的前中段烧至红白,并以极快的速度刺入所标记的穴位,随即迅速出针,并以消毒干棉球重按针孔片刻,要求针刺要有一定的深度(依背部肌肉的丰满度而定,仅点刺皮肤则效果差)。在压痛处点 1～3 针,再依次针其他穴位,每穴点刺 1 次,术毕用消毒干棉球轻按针眼,再涂上一层万花油。隔日 1 次,5 次为 1 个疗程。

7.针挑疗法

(1)取穴:阿是穴。

(2)操作:患者取两腿跨骑坐位,俯伏椅背上。皮肤常规消毒后,用0.5%～1%普鲁卡因在穴位上做一皮丘。左手持消毒棉签,右手持特制钢针挑开皮肤,挑起皮下丝状纤维样物,拉出剪掉。一般只挑皮下纤维样物,也可深达筋膜层。术毕以1片生姜盖上,再贴上跌打风湿膏。4～7日1次,8次为1个疗程。每次挑2～4个穴位为宜。

8.埋线疗法

(1)取穴:殷门、后溪、命门。

(2)操作:局部常规消毒,用0.5%的普鲁卡因局部浸润麻醉,将羊肠线剪成约1.5cm长,放入套管针(将针芯尖磨平)内前端,快速刺入穴位。殷门针感为触电感,上至臀部,下至足部;后溪针感为局部胀痛;命门针感为表层局部发胀,至深部时两下肢有触电感。针刺到所需要的深部后,缓缓退针,边退针边推针芯,将羊肠线留在穴内,盖无菌纱布,以胶布固定。15日埋线1次,2次为1个疗程,疗程期间休息5日。

9.针刀疗法

(1)棘上韧带劳损:①患者俯卧于治疗床上。②在离压痛点最近之棘突顶上进针刀,刀口线与脊柱纵轴平行,针体和背面成90°,深度达棘突顶部骨面。③将针体倾斜,如痛点在进针点棘突上缘,使针体和下段脊柱成45°,如痛点在进针点棘突下缘,使针体和上段脊柱成45°,再斜向棘突约4mm,先纵行剥离,然后沿脊柱纵轴移动针身,使针体向相反方向移动90°,使分别和上段脊柱或下段脊柱成45°,刀锋正对棘突的上、下角,在棘突顶部上、下角的骨面上纵行疏剥,再在骨面上横行剥离1～2下。刀下如果遇有韧性硬结,则纵行切开,出针。

(2)棘间韧带劳损:①患者侧卧于治疗床上,脊柱微屈曲。②在患者自诉疼痛的棘突间隙进针。③刀口线与脊柱纵轴平行,深度1cm左右,当刀下感到坚韧,患者诉有酸感时,即为病变部位,先纵行剥离1～2下,再将针体倾斜和脊柱纵轴成30°,在上下棘突的下、上缘,沿棘突矢状面纵行剥离,下、上各2～3下,出针。

(3)髂腰韧带劳损:①如痛点偏于腰四、腰五横突这一侧,则以腰四、腰五横突为依据,以横突末端的骨平面为进针点,刀口线和骶棘肌平行,针身和背平面垂直刺入,当刀锋到达横突骨平面后,将刀口线转动90°以上,与横突的纵轴平行,将刀锋滑到横突顶端,并使针体沿横突纵轴线向外侧倾斜,使针体与腰外侧平面成30°,先纵行剥离,再横行剥离,然后将刀口线转90°,做切开剥离1～2刀出针。盖上无菌小纱布后,一手固定患侧髂嵴处,令患者向健侧过度侧屈两三次即可。②如痛点偏于髂嵴这一侧,以靠近痛点的髂骨边缘为进针点,使刀口线与进针点和腰五横突的连线平行,使针体和进针部的皮肤平面垂直刺入,深达骨面后,使刀锋滑至髂嵴边缘的内唇,然后使针体沿刀口线方向向腰五横突方向倾斜,使针体与内侧皮肤平面成15°,令刀锋紧扣髂嵴边缘内唇的骨面,先纵行剥离,再横行剥离,然后将刀口线转动90°,做切开剥离2～3刀,出针。覆盖无菌纱布后,一手固定患侧髂嵴处,令患者向健侧过度侧屈2～3次即可。此处进针刀,进行切开、剥离手术,必须细心,使刀口始终以横突和髂骨边缘的骨性组织为依据进行活动,不可离开骨组织向深部刺入,以免损伤重要神经和血管。

(4)腰肋韧带劳损:①患者俯卧于治疗床上。②在髂嵴或12肋压痛点上进针。③在12肋压痛点上缘处进针刀,刀口线和腰椎纵轴成15°,深度达骨面,然后将刀口移至12肋下,再进深1～2mm,沿刀口线纵行剥离2～3下,刀口线方向不变,将针体向下倾斜和肋平面成150°,在12肋下缘骨面上先纵行剥离1～2下,再横行剥离1～2下,出针。④在髂嵴压痛点处进针刀,针体和髂骨面成90°,刀口线和腰椎纵轴成15°。深度达骨面,然后将针体倾斜和髂骨成60°,刀口线方向不变,刺入髂骨嵴上缘,再进深约3mm,先纵行剥离2～3下,然后再将针体倾斜,刀口线方向不变,使和髂骨成150°,在髂嵴上缘骨面上纵行剥离2～3下,再横行剥离2～3下,出针。小针刀手术时,必须在12肋之下缘骨面上和髂嵴上缘之骨面上剥离,方可见效。注意掌握深度,勿刺入腹腔。

(5)腰肌劳损:在12肋内侧痛点处作一记号,先在肋下侧缘离记号最近部位进刀,深度达肋骨面,刀口线和肋骨约成70°。刀锋达肋骨面后,将刀锋滑至肋骨下缘痛点处。刀口线方向不变,将针体倾斜,使和背平面约成15°,在肋下侧面下缘先纵行剥离,再横行剥离,出针。在腰椎横突尖部的深在性痛点处进针刀,深度达横突尖部骨平面,刀口线和脊柱纵轴平行,刀锋达骨面后,转动刀口线使和横突纵轴近端成135°,将刀锋移至横突尖部下角,沿刀口线方向使针体倾斜,使和腰平面的髂嵴方向成30°,先纵行剥离,再横行剥离,出针。在髂骨处的压痛点上进针刀,深度达髂骨面,刀口线方向和脊柱纵轴成45°,针体和髂骨面垂直。先纵行剥离,再横行剥离,出针。

10.腕踝针法

(1)取穴:双侧腕踝针穴区,位于外踝上三横指,跟腱的外缘处。

(2)操作:常规消毒,针体与皮肤成30°,针尖指向头端,快速进针。针进皮肤后,缓慢推进至皮肤浅表层,针下有松软感觉。如出现酸麻胀痛沉等得气感觉,说明针体进得过深,宜将针退至皮下浅表层,不必捻转。留针 30 分钟。隔日 1 次,10 次为 1 个疗程。

11.银质针法

(1)针具:所用银质针是白银制成,直径 0.8～1mm,长度分为 7.5cm、9.5cm、10.5cm、14.5cm、16.5cm 五种,针尖圆而钝,用前须经高压消毒。

(2)操作:患者俯卧位,腰臀病变范围内碘伏常规消毒,医者戴无菌手套,寻找压痛点(阿是穴)。分别用 1％利多卡因行局部皮肤麻醉,然后持银质针针柄垂直捻转进针,深刺至肌肉层或骨膜,患者感觉强烈酸、胀、麻即为得气,留针,于针柄上置艾炷 2～3cm,点燃至热尽,针孔周围皮肤微发红。起针后再用碘伏消毒。患者压痛广泛,每次可针刺 6～8 点,3 日治疗 1 次。

(3)注意:严格针具及术野消毒,无菌操作,以防感染;针刺应避开重要血管、神经,以防刺伤;进针不宜过深,以防伤及内脏。

12.皮内针法

(1)取穴:命门、腰阳关、肾俞、志室、气海俞、关元俞、十七椎下、14～17 华佗夹脊、腰眼。

(2)操作:每次取 3～5 个穴位,常规消毒后,应用麦粒型撤针,避开浮络,针尖向外,横刺皮肤。并嘱患者轻微活动,针处无刺痛不适,胶布固定。天凉无汗,留针 1 周;夏天多汗,留针 1～2 日。5 次为 1 个疗程。

13.刮痧治疗法

(1)取穴:背部督脉、两侧膀胱经、阿是穴区。

(2)操作:用刮痧板刮背部督脉及两侧膀胱经,重点刮脾俞、命门、肾俞、腰阳关、大肠俞以及腰骶部八髎和腰俞等,用泻法刮至出痧。然后刮腰部压痛点,先用补法刮拭,再用泻法加强刺激至出痧。最后刮下肢后侧,重点刮殷门、委中、承山,要循经拉长刮至出痧。刮痧时让患者暴露治疗部位,医者紧握刮痧板与皮肤约成 45°,在需要刮拭的部位涂抹刮痧剂,顺经而刮,用力均匀柔和,痛点、穴位及重点部位应刮至出痧。每 3 日刮痧 1 次,5 次为 1 个疗程。治疗后患者要喝盐开水 2000mL。

14.走罐治疗法

(1)取穴:患者俯卧位,腰背部放平,充分暴露疼痛部位,全身放松。

(2)操作:取中号罐口光滑的竹罐或玻璃火罐,将施术部位或火罐口涂上一层润滑剂,采用闪火法把火罐拔在疼痛部位上后,医者双手推拉,直至局部皮肤充血为止,防止损伤皮肤。治疗后嘱患者保暖,避免劳累。隔 1～2 日施术 1 次,5～7 次为 1 个疗程。施术部位有皮肤破损者禁用。

15.药锭灸疗法

(1)处方:麝香 3g,朱砂 6g,硫黄 10g。

(2)操作:以上诸药各研极细末。先将硫黄在火上化开,然后投入麝香、朱砂,离火拌匀,在光石上摊作薄片,切成米粞样小块,贮瓶密闭备用。治疗时取肾俞及阿是穴(应取最痛的一点),将一小块药锭置于所取穴位处,以火柴点着,待到火将熄灭时,迅速以一小方块胶布固定,然后施以按揉手法,放松腰部肌肉。如治疗一次不愈,7 日后可再治疗一次。一般治疗 3～5 次可愈。每次治疗后在局部可出现一小块创面,注意保护创面,一般不会感染。

二、推拿治疗

1.点障法

(1)准备手法:点穴镇痛,消除病因而致的肌紧张,通常根据上病下取的原则,重点点昆仑、承山、委中,三穴交替按压,以达到指压麻醉止痛的目的。而后在腰部施以㨰、揉、推拿、按摩等手法。

(2)点障结合手法:这是解决腰部功能障碍的主要手法。根据患者损伤的性质、部位、功能障碍的方向、临床特点,可选用以下方法。①俯卧点压法:患者取俯卧位,医者右手掌根部置于患者压痛点,左手叠于右手背上,或拇指按压痛点,令患者深呼吸,同时双手用力向下按压,吸气时双手放开,反复数次。此法适用于咳嗽及呼吸痛剧者。②斜扳点障法:患者取侧卧位,医者一手放在压痛部位棘突旁,用拇指紧紧顶住棘突向健侧点推,并令患者最大限度侧斜,同时医者另一手把肩部向相对方向推扳。适用于腰肌损伤兼有腰椎小关节功能紊乱者。③坐位伸屈点障法:患者坐起,两腿伸直并拢,双手及上身前屈至最大限度。医者站于背后,双手拇指沿肌纤维顺行点拨,同时令其后伸挺起,反复数次。此法适用于棘间或棘上韧带损伤者。④立位点障手法:患者站起直立,双手上举。医者坐于患者背后,双手拇指按压痛点,再令患者做深呼吸时医者用力向前方推挤,同时令患者弯腰至最大限度,再后伸,前弯呼气,后伸吸气。此法适用于腰椎横突韧带、骶髂韧带、梨状肌、臀上皮神经损伤者。⑤蹲位起立点障法:患者双足分开与肩同宽,直腰下蹲。医者坐其后,双手拇指按压骶棘下痛点,在患者吸气用力下蹲的同时,双手拇指用力挤推,分离患处肌肉,呼气时放松,再令患者猛然起立,反复数次。此法适用于骶棘肌、梨状肌及臀上皮神经损伤者。

(3)舒松手法:实施上述手法后,患者局部往往有一个刺激反应过程,特别是行重猛手法后,故常用拍、叩、搽、揉等舒松手法,以促进气血运行,达到"通则不痛"的治疗目的。

2.四步手法

(1)第1步:患者俯卧,医者以两手拇指指腹用点揉方法分别在腰部两侧由外向内(即由横突向脊柱正中方向)进行广泛点揉酸痛点,如遇肌肉丰厚的患者,力量可适当加重。

(2)第2步:紧接于点揉之后,用掌根依照上法由外侧向脊柱正中进行按揉,按揉时掌根用力,要求能按在酸痛的部位上。凡是能按准酸痛部位,在掌根下或指端下患处组织有顽厚的感觉。

(3)第3步:提拉腰部,两侧均须提拉,要求能够拉出"咯嗒"响声。

以上三步手法作为一节,连做三节,作为一次手法,而后更换仰卧体位,做第四步手法。

(4)第4步:患者仰卧,双膝合并,屈膝屈髋。医者一手固定其双膝部,一手固定其双踝部,勿使两腿参差移动,医者依靠自己体重,有节奏地向上挤压,连续10次左右,如做腰骶关节试验。注意点放在腰骶部,屈挤放松腰骶骨节。此法只做一节。

3.三步推拿法

(1)点穴:取督脉及膀胱经腧穴为主,通过对穴位的点、按、揉、压,疏经通络。医者立患者左侧,用点、按、揉、压等手法,在命门、肾俞、志室、腰阳关等穴位操作,以患者感到疼痛减轻为度。

(2)按摩:急性型者,患者俯卧,医者以单手拇指或双手拇指按压患者棘上、棘间韧带旁、下一个棘旁突,自上而下,一按一放,缓慢移动,持续治疗数次或数十次。然后拇指按法改为推法,自上而下,或自下而上,持续20～30下。再局部湿热敷2～3次。慢性型者,患者俯卧,在患部及周围施以按摩法约1分钟,然后在患部两侧与韧带成垂直方向用弹拨法治疗。配以按揉约10分钟。最后在患部沿脊柱直擦,以透热为度。

(3)整复:①腰部定位斜扳:患者侧卧位,下面的腿自然伸直,上面的腿屈曲。医者两手分别扶按患者的肩部和腰部,扶腰部的手大拇指顶推侧歪的棘突,肘部向内向下推,与扶肩之手做相反的扳动,使腰部被动扭转,当扭转有阻力时,再施一个增大幅度的猛推,当听到"喀"声,表示手法到位。②坐位旋转复位:一助手用手稳定患者的下肢,医者坐于患者后侧方,用一拇指顶推偏歪的棘突,另一手从腋下穿过按压其颈项,分前屈、侧屈、旋转完成整个动作。

4.五步推腰法

(1)松解手法:患者松衣解带,俯卧,全身放松,两手自然前伸。医者以按法、揉法和分扳法在患者腰部疼痛区及其附近和腰部骶棘肌施术。

(2)扳法:四指并拢,以指腹紧按作用部位,指端着力,与肌纤维、韧带成垂直方向进行扳动,称为扳法。若两手同时做反向扳动,即为分扳法。在治疗腰痛时,主要对两侧骶棘肌进行分扳。部分患者经松解手法治疗后,腰痛即可消除或减轻。

(3)单腿跪压伸腰法:患者俯卧,姿势如前。医者一腿跪压于患者腰部,两手抓住患者双足踝部,缓缓用力向后上方拉起,使其腰部向后做伸展动作。

(4)左右斜扳法:患者侧卧,下腿伸,上腿屈。医者一手扶住其肩前部,另一手扶其臀部,两手同时向反方向用力,使患者的腰部旋转,此时可听到"喀喀"声。

(5)前屈卷腰法:患者仰卧,屈膝屈髋。医者一手臂肘按压在患者的膝关节前,另一手托住其骶尾部,两手协调用力向前按压,使腰部卷屈,骶棘肌与棘上韧带等可因之牵伸拉长。棘上韧带撕裂、剥离者,不宜用此法。

5.阶段推拿法

(1)第1阶段:患者俯卧,头勿垫高,放松腰部(在患者腹部可垫一枕头)。先于背部至臀部进行大面积的表面抚摩10~15个来回,再自第10胸椎到盆骨边缘之间做推揉、推压、按压等手法2~4分钟,最后对三焦俞、长强两个穴位进行对称掐按,如果刺激正确,则患者应有上下通达的感觉。以上手法连续进行4~6次。

(2)第2阶段:先广泛地表面抚摩,以后进行推揉、压揉及搓等手法,力量要均匀,应先轻后重,共按摩15分钟,按摩着重在腰部及臀部。然后配合经穴按摩,掐、揉肾俞、环跳、白环俞等穴位。连治6次后,腰痛可减轻,腰部活动渐趋正常,并可坚持轻度劳动。

(3)第3阶段:手法力量先轻,后重,再轻。按摩的面积在开始和结束时最广泛,中段操作宜限于病区局部。从背部到臀部直达大腿外侧,顺肌肉纵轴方向操作,在腰部着重做推揉、推压,沿脊柱和骨盆边缘着重做推揉。经穴按摩以缓揉三焦俞、环跳为结束手法。须连治10次左右。

第七章　髋部伤病

第一节　臀上皮神经炎

臀上皮神经炎又称臀上皮神经痛、臀上皮神经损伤,是由于腰臀部软组织外伤、筋膜卡压等使臀上皮神经发生无菌性炎症,并在髂嵴周围部位发生解剖位置变化,形成筋出槽。本病是临床上腰臀部软组织损伤中的常见病和多发病,占腰腿痛的30%~40%,寒冷季节发病率较高。本病多发生于中年人,常有急性扭伤或慢性劳损病史。本病一般属中医学"筋痹""筋出槽"等范畴。

一、针灸治疗

1.毫针法

(1)取穴:阿是穴、肾俞、膀胱俞、委中、大肠俞。

(2)操作:穴位常规消毒,取毫针直刺上述诸穴,行提插捻转泻法,得气后留针20分钟,每隔10分钟行针1次。每日1次,5次为1个疗程。

2.电针法

(1)取穴:患者取俯卧位,主穴选患部髂嵴最高点内侧2~3cm压痛点处,配穴取患侧阳陵泉。

(2)操作:常规消毒、针刺,主穴针感以向下放散为佳,针刺得气后接电脉冲,主极接主穴,副极接阳陵泉,脉冲仪采用江苏武进第三无线电厂生产的长城KWD808全能脉冲仪,选用连续波,频率为每分钟80次,脉冲量的大小以患者舒适能耐受为度,时间30分钟。隔日1次,10次为1个疗程。

3.温针法

(1)取穴:患者取俯卧位,充分暴露患处,在髂嵴中点下方3~4cm处可找到明显压痛点,可触及条索状物,并做好标记。

(2)操作:局部用75%酒精消毒,沿条索状物快速刺入3针,直达病灶,使之得气后,用温散之法,然后在针尾挂约2cm长的艾条卷,让其自然燃尽,连灸3壮。起针后弹拨条索状物,用拇指将臀上皮神经向上推拉牵引,另一拇指将其推回原位,再顺向按压,手法宜轻柔顺理,触诊条索状物复平,手法即毕。并嘱患者3日内勿做腰部剧烈旋转活动,以防复发。每隔3日治疗1次,3次为1个疗程。

4.埋线法

(1)取穴:阿是穴(臀上皮神经压痛点)、夹脊腰一透腰三(患侧)。

(2)操作:先令患者侧卧屈膝位,患侧在上。医者用右手大拇指均匀用力于臀部寻找压痛点,标定后局部常规消毒,戴消毒手套。用2%的利多卡因做穴位局部浸润麻醉,然后剪取0～1号铬制羊肠线3cm,用小镊子将其穿入制作好的9号腰椎穿刺针管中。再垂直快速进针,缓慢改变针尖方向,寻找强烈针感向臀下部或下肢放射后,缓慢退针,边退边推针芯,回至皮下后快速拔针,用干棉球按压片刻,后用创可贴固定。完后令患者俯卧位,行夹脊腰一透腰三埋线,操作同上。埋1次即为1个疗程,一般7日左右行第2个疗程。

5.针刀法

(1)取穴:让患者侧卧在治疗床上,患侧朝上,露出病变部位。寻找最明显压痛点,用甲紫药水做一记号。

(2)操作:行常规消毒,在压痛点处注射0.1mL利多卡因注射液,形成一皮丘。然后戴无菌手套,右手持针灸刀刀具中的尖刃刀,刀刃须顺肌纤维方向。在皮丘处刺入9.9cm左右,手中针灸刀有落空感时,进行横向和纵向松解剥离3～4下,拔出针灸刀。无须缝合,用消毒棉球盖住刀孔,用胶布固定,隔日治疗1次。

6.扬刺法

(1)取穴:在患侧髂嵴中点下3～4cm处按压,寻找到最痛点(即阿是穴)。

(2)操作:选用28号2寸毫针,常规消毒后,左手指将痛点固定,右手持针快速直刺入皮下,缓缓进针,使针尖到达最痛处,行提插手法,使针感向四周及下肢放射;然后在距该针2～3cm的上、下、左、右各斜向横透刺入一针,针身与皮肤成15°,针尖朝向疼痛点;同时针刺同侧阳陵泉,行平补平泻或泻法;最后在直刺的一针上加温针灸3壮,留针20分钟后出针。隔日治疗1次,急性期可每日1次,10次为1个疗程。

7.缪刺法

(1)取穴:首先辨明臀上皮神经损伤的部位属于何经络,再选取该经对侧的部位针刺。

（2）操作：选 27～28 号 2～3 寸毫针，将所选痛点对应部位常规消毒后，快速进针，根据患者体质的强弱行针刺手法，体质强者，可用泻法，强刺激，体质弱者，可用平补平泻法，中等强度刺激，得气后留针 15～30 分钟，并在痛侧及对侧加拔火罐约 10 分钟。每日 1 次，5 次为 1 个疗程。

8.刃针法

（1）取穴：患者取俯卧位，胸下垫枕，令腰部呈前屈位，在髂嵴最高处下方找到压痛点，用甲紫药水标记。

（2）操作：局部皮肤常规消毒后，针刀垂直髂嵴方向进针，刀口线与神经纤维走行方向一致，穿过筋膜层即可，采用线式松解 4～5 针，在针刺过程中患者可有向腿部放散的麻胀酸重感，再纵行摆动 3 次，将针提至皮下，按压局部，疼痛减轻或消失即可出针，用无菌棉球或纱布按压局部 2～3 分钟后，结束治疗。

9.拔针法

（1）取穴：患者俯卧位，在后背中线外侧 8cm 及髂嵴下 2.5cm 以上的范围内寻找压痛点，用甲紫药水作标记。

（2）操作：局部皮肤常规消毒，铺洞巾，戴无菌手套。用 2‰利多卡因针 5mL 局麻后，用 1.2mm×70mm 付氏拔针在标记处垂直刺入，针刃与神经纤维走行一致，刺切 3～5 下即可，出针。若有痛性结节和条索状物，刺切后感到手下无阻力为佳。术后按压片刻，创可贴贴敷，嘱患者休息。每周 1 次。

10.小宽针法

（1）针具：小宽针是长、宽、厚各异的 6 种不同型号的剑形钢针，医者根据患者身体胖瘦、年龄大小、肌肉的厚度不同选择使用。如 4 号针长 10cm，宽 0.3cm，厚 0.16cm，用于成人腰背部穴位的针刺操作。

（2）取穴：以局部痛性筋束、阿是穴为主。

（3）操作：患者取俯卧位于治疗床上，暴露患部，常规消毒。医者左手拇指稳准按压痛性筋束痛点，并嘱患者不要活动，医者右手拇指和食指捏住针体，留出要刺入的长度，控制进针深度，小指顶住针柄，以中指和无名指扶住针体，针尖与皮肤成 90°直接刺入疼痛部位；出针后速用闪火法将玻璃罐扣在针刺的部位，约停 1 分钟，待穴位出血 1mL 时即起罐，用消毒纱布拭擦，并敷消毒纱布；最后按揉腰骶部以松解肌肉，弹拨条索物，结合按压手法，使条索物平复至不能触及为止。7 日治疗 1 次，3 次为 1 个疗程。

11.铍针疗法

（1）取穴：先找到臀部明显压痛点。

(2)操作:医者左手拇指压在诊断明确的皮神经卡压点旁,右手用腕力将铍针垂直刺入卡压点,疾刺速拨数次。如卡压处有条索状形成,针刺入选定部位达到深度后用针头的刀刃来回划割数次,通常划动度为1cm左右。以划破条索为目的,动作要轻巧灵活。

12.火针疗法

(1)取穴:阿是穴(髂嵴中点下两横指处之压痛点)、肾俞、气海俞、秩边、承扶、殷门、委中,均取患侧。

(2)操作:采用直径0.8mm之中粗号贺氏火针,以阿是穴为主,左手按紧皮肤固定条索状物,右手持火针,由助手持酒精灯点燃置于穴位近处,将火针前1/3加热至通红,速刺法,直刺条索状物3～5针,深1.5～2cm。其余穴位每穴刺2～3针,速刺,深约1cm。隔日1次,每周治疗3次。

13.腕踝针法

(1)取穴:腕踝针下6。

(2)操作:患者卧位,医者左手拉紧皮肤,右手将针体与皮肤成30°快速刺入,随后针体贴近皮肤表面进针1.5寸。留针30分钟,隔日1次,10次为1个疗程。

14.背部挑罐法

(1)取穴:选背部阿是穴,或脂肪颗粒处,每侧每次选2个穴位。

(2)操作:令患者俯卧于病床上,腰部肌肉松弛,选定穴位后,局部常规消毒。用一次性注射器抽取2%利多卡因,每次每穴注入2mL,注意回抽无回血;缓慢注射直达脂肪颗粒,并渐达肌层。稍候用消毒三棱针在穴位上挑刺,先进入皮层,并注意观察患者的反应,渐入脂肪颗粒的筋膜层和肌层,用腕力带动指力将局部的肌纤维挑断,前后左右各方向均挑断,注意避开血管及神经。随即在挑刺处加拔火罐,令少量出血,约5分钟起罐。起罐后用鲜净生姜片覆盖针孔,并用无菌纱布固定。每周2次,4次为1个疗程。

15.穴位注射法

(1)取穴:居髎、阿是穴。

(2)药物:强的松龙25mg,2%普鲁卡因4mL。

(3)操作:穴位局部常规消毒,用5mL注射器,6号针头吸药。刺入居髎1～1.5寸,用提插捻转手法,待患者自觉酸胀向大腿外侧放射,抽吸无回血后将药液注入1/2,然后将针头退出少许,向阿是穴斜刺,得气后注完药液。3日注射1次,3次为1个疗程。

二、推拿治疗

1.臀腿系列法

(1)按压:以指代针,点按臀部痛点以及周围及下肢诸穴,如大肠俞、秩边、阳陵泉等,以局部有沉胀酸痛感为度,亦可用肘压法,按压痛点部位。

(2)揉动:医者用大鱼际或掌根在臀部痛点以及腰骶部和下肢来回揉动或结合推法,边揉边推。

(3)拿捏:患者俯卧位,医者立于患者的患侧,用大拇指和食、中两指,或用大拇指和其余四指在腰臀部以及大小腿后侧等部位的肌肉和筋膜进行有节律的提捏,以达到舒筋通络的作用。

(4)弹拨:医者用双拇指指端推拨髂嵴中点直下二横指处的滚动高起的条索样结节,以平整为度,拨的方向应与结节方向相垂直,以剥离其粘连。

(5)摩擦:患者俯卧位,医者立于患侧,双手大鱼际或掌根在骶棘肌、臀大肌等臀部肌肉以及大小腿后侧肌肉上,沿肌纤维走行方向进行来回的摩擦,以透热为度。

(6)搬扳:患者侧卧,患肢在上,医者立于患者背后,一手扶住其臀部,一手拿住小腿,用方向相反的力,推臀拉腿;或患者俯卧,双下肢伸直,医者立于患者的患侧,一手扶其腰臀部,一手托住其双膝,向相反方向用力,压腰托膝,进行俯扳。

(7)运旋:患者仰卧,屈膝屈髋,医者一手及前臂按住其双膝,另一手扶持其双腿下端,使膝靠近其腹,使足跟靠近其臀,将屈曲的双下肢,旋环摇晃。

(8)拔伸振抖:患者俯卧位,双手抓住床头或用布巾由患者背部兜住两腋,医者站于患者下肢方向,用双手握住患者双踝部,用力拔伸、牵引,同时进行波浪式的上下抖动,幅度以患者骨盆离开床面6～10cm为宜。

(9)振动:患者俯卧位,医者立于患侧,在其臀部以及大小腿后侧用擦法,进行来回擦动,手法宜深沉而缓和,有节奏感。

(10)叩打:最后用手掌或空心拳自腰骶部起沿臀部至大腿、小腿后侧,来回轻轻叩打肌肉3～5遍,使患者感到轻松舒适为度。

2.归筋顺通法

(1)按揉舒筋:患者取俯卧位,两腿伸直,两手上伸,全身放松,医者用掌根或大鱼际按揉患侧脊柱外侧,从胃仓穴沿足太阳膀胱经兼足少阳胆经顺流而下,过腰骶达髂嵴下方,边按边揉,重点按揉天应,然后经秩边,过环跳,经殷门,带风市、中渎,达委中,如此重复3遍。

(2)腰部揿拉:两手回至腰部,医者站在患者健侧,一手揿住患者腰骶部,向下揿紧,一手拉起患腿斜向后上方拉高,然后迅速用力,两手协调,一揿一拉,即能听到或感到手下有"咯嗒"一声,然后轻轻将患腿放平。

(3)纳筋归槽:患者端坐凳上,两腿分开与肩同宽,医者坐于患者正后方,在患侧髂嵴下方2～4cm处找到肥厚绳索状物,尽量找到原位槽沟痕,两手将绳索状物弹拉揉按数下,然后将绳索状物尽力推拉纳入槽沟痕中,未触及沟痕者,则将该绳索状物反复推揉至松软,以腰腿疼痛减轻为度,然后上下滑理经筋数遍。

(4)屈髋屈膝:患者取仰卧位,两腿放松,医者一手握患腿足跟,一手扶膝,先伸直其髋膝关节,然后迅速有力将患腿屈髋屈膝至最大限度,如此重复3遍。

3.伤科六步法

(1)推揉拨理腰部法:患者取俯卧位。医者立于伤侧,用双手掌由上向下推、揉腰骶部脊柱两侧数分钟,而后,双手拇指从上往下分拨、推理数十遍,使腰部筋肉松软、舒顺。

(2)摩揉臀部活血法:患者取俯卧位。医者立于伤侧,用一手掌或双手掌摩揉伤侧臀部2～3分钟,或以温热为度,以达到活血之目的。

(3)牵推按压舒筋法:患者取俯卧位。医者立于伤侧,在触及异常滚动、高起的绳索状物与原位之沟痕以后,用一手拇指按压于该绳索状物的上端,向上推牵固定于髂嵴,另一手拇指将其按压于原位。而后,该拇指由上向下滑按理筋,使其平复。术后,嘱患者卧床休息,3日内避免腰部活动。本法适用于急性损伤。

(4)弹拨理筋祛瘀法:患者取俯卧位。医者立于伤侧,一手固定于健侧臀部,另一手拇指弹拨伤侧臀部粗大之筋肉(即绳索状物)数十次。而后,拇指按压其上向下推理数遍,拇指按压痛点及环跳穴1～2分钟。本手法适用于慢性损伤。

(5)揉擦股后点穴法:患者取俯卧位。医者立于伤侧,用手掌或肘部揉下肢后部数遍。而后,用一手掌关节部擦大腿后部3～5分钟。拇指点压殷门、委中。

(6)推揉股前屈伸法:患者取仰卧位。医者立于伤侧,一手掌由上向下推、揉大腿前外侧部3～5分钟。多指捏拿股四头肌数遍。拇指点压居髎、风市、阳陵泉,大鱼际部压放气冲。一手握踝部,另一手扶膝部,将膝髋关节屈伸数次。

4.三卧位手法

(1)俯卧位:先在腰背骶棘肌处反复施用推、揉、捶、弹拨等放松手法,接着在患侧臀部痛点运用弹拨、点按、分筋、理筋手法,并在患侧下肢以拇指点按承扶、殷门、委中、承山诸穴,每穴点按 1 分钟,再行后扳腿腰引伸法。

(2)侧卧位:健侧在下,下肢伸直,患侧在上并屈曲使膝关节成 90°置于健腿上,嘱患者全身放松,施行斜扳法(斜扳肩髂部)及侧卧位腰引伸法。

(3)仰卧位:屈膝屈髋,直腿抬高,牵拉患腿。

5.分筋理筋法

(1)沿臀上皮神经分筋理筋:医者用一拇指指腹按压患者髂嵴中点直下 4cm 处,上下寻找痛麻酸胀敏感点。寻到后,慢性患者先分筋后理筋,急性患者只进行理筋。分筋或理筋各进行 3～5 次,两侧均以同法分别进行。

(2)棘突偏歪旋转复位:患者端坐,助手按压住患者双膝下肢固定。医者正坐于患侧身后,确定偏移的棘突后,用一拇指固定偏移的棘突,并且稍用力推向正常位置,如果从左侧旋转则另一手穿绕过患者左腋下,以手掌部按压患者颈项部,使患者腰部前屈 60°～90°,或后伸 45°～60°,身向左侧弯 45°,在拇指推挤棘突向对侧外上方的同时,另一手从左侧向后上旋转,此时即可听到"咯"的一声响。触摸偏移棘突如平复或好转,则手法结束。

(3)腰椎横突外分筋理筋:在偏移的椎体横突尖端外,慢性患者先分筋后理筋,急性患者只进行理筋。施术过程中患者自觉麻胀感向腹部或下肢放射。分筋理筋各施术 3～5 次。

(4)平推腰背肌:患者俯卧或端坐,医者用手掌根部顺腰椎两旁自上而下平推 5～10 次。

6.辨证推拿法

(1)关节突间关节错缝:选用按压整复法配合侧扳法。患者俯卧,医者立于患侧,在局部施以放松手法后,双手重叠,掌根置于病发部位的相应棘突上,嘱患者全身放松,待其呼气将尽时以"寸劲"按压弹动,使紊乱小关节间快速错动,重新结合,此时可有"回位"感或听到"咯嗒"声。随后患者侧卧,患侧向上,健腿伸直,患腿屈曲。医者面向患者立于床前,一手扶按患臀,同时另一只手向后推扳患侧肩头,两手反方向协同用力,即可达到进一步纠正关节突间关节错缝之目的。

(2)"人臀点"嵌压:选用弹拨法。患者俯卧,医者用推法、揉法、㨰法,放松腰背部及臀部肌肉之后,一手拇指在患侧髂嵴纤维鞘处做与纤维鞘方向垂直的弹拨,由轻到重,以患者能承受为度。然后用肘顺着臀上皮神经走行方向,从上而下推按数次。最后施以拍法、擦法(以透热为度)结束。

7.坐位舒筋法

(1)放松手法:患者俯卧位,医者施㨰法于患者双侧腰部、患侧臀部及下肢,手法应轻柔,治疗时间为 5 分钟。

（2）舒筋手法:患者取坐位,医者以矮凳坐于患者之后,以头顶住患者背部,嘱患者以医者头部为支撑适度后仰。以右侧为例,医者以右手拇指沿患者右侧腰部竖脊肌做轻柔的横向放松弹拨手法,自上而下,往返 2～4 次,再至患者右侧臀部,以拇指做由内向外上方的弧形放松手法 5 分钟,在髂嵴缘下压痛点或条索状硬结处做紧贴皮肤的弧形舒筋弹拨复位松解手法（由内向外上方单向）,力量适当加大,反复 10 次。对于合并腰椎间盘突出症的患者,可在病变腰椎周围发现压痛或硬结等阳性点,可加上述重手法,并可加坐位腰椎旋转扳法。

（3）结束手法:患者俯卧位,医者以揉法放松患侧腰臀部 2 分钟,在髂嵴缘下压痛点或条索状硬结处以双手拇指叠加用力向下按压 5～8 次,最后从腰部向下至小腿用擦法擦 3～5 遍,结束治疗。

8.牵拉提捏法

让患者俯卧在床上,医者站于患侧,用双手指点按背部夹脊穴,然后,让患者健侧卧位,患侧肢体呈屈曲状,找准腰部压痛点后,用一手大拇指指腹按向椎体前角方向,肘关节按住臀部。另一肘关节按住腋下做斜扳动作。再在患者健侧重复斜扳动作后,让患者俯卧,点按腰部。然后,医者用双手拇指沿髂骨嵴顺按至臀部数次,让患者双手拉住床头,或助手用手拉住患者腋下,另一助手握住患肢踝关节,轻轻抬离床面 15～25cm,踝关节与臀部及床面约成 10°,开始由轻渐重地持续牵拉下肢。这时医者在髂骨嵴或臀部找到反应物处,用一拇指指腹在条索反应点轻轻左右拨动数次,可用双手拇指指腹沿反应物条索方向由上向下顺按复平,双手拇指指腹按压数分钟,让助手放松患肢,医者再在患侧股二头肌腱处轻轻提捏一下,点按昆仑穴。

9.按揉斜扳法

①让患者俯卧在治疗床上,松解裤带,医者站在患者左侧,先用掌根按揉患侧臀腰部肌肉由轻到重约 5 分钟,使其紧张痉挛的肌肉放松,如伴有下肢牵扯痛,同时按揉下肢。再用拇指分筋理筋手法弹拨点揉臀上皮神经分布区域 5 分钟,若能摸到条索状物或结节样硬物,可用拇指尖端进行弹拨顺推按压。用肘点法点揉髂嵴直下 3～4cm 压痛明显处,再稳压约 1 分钟,使之产生酸、麻、胀感,以舒筋止痛。②斜扳肩髂部:患者取侧卧位,健侧在下,下肢伸直,患侧在上,下肢屈曲使膝关节成 90°,置于健腿上,嘱患者全身放松,用一肘关节按住臀部,另一肘关节按住腋下,先轻轻做斜扳动作,待患者肌肉放松时,用力斜扳腰部,再在患者健侧重复斜扳动

作。③拍打：让患者俯卧，用钢丝、棉垫和胶布做成具有弹性的拍子，由上而下有节律地拍打患侧腰臀部和大腿后外侧肌肉，重点拍打髂嵴直下 3～4cm 处，重复 3～5 遍，再由重到轻结束。

第二节　梨状肌综合征

梨状肌综合征是指梨状肌急慢性损伤引起的梨状肌水肿、痉挛、肥厚等刺激或压迫坐骨神经及其他骶丛神经、臀部血管导致功能障碍的临床病征。本病为临床常见的坐骨神经痛疾病，若诊治不当，常可引起顽固性臀腿痛。本病一般属中医学"痹症""筋痹"等范畴。

一、针灸治疗

1.环跳齐刺法

（1）取穴：主穴取环跳（齐刺法）、居髎。涉及太阳经者加关元俞、大肠俞、秩边、殷门、委中、承山、昆仑等；涉及少阳经者加风市、阳陵泉、阳交、悬钟；涉及阳明经者加髀关、伏兔、足三里、解溪。

（2）操作：环跳深刺用泻法，针感放散至足底后上提针少许，以免损伤神经；然后沿梨状肌走向在环跳上 1 寸取上环跳，环跳下 1 寸取下环跳，提插捻转手法使紧张的梨状肌松弛。其余穴位的针感都要求较强，并尽可能传达到较远的部位。

2.傍针刺治法

（1）取穴：主穴取梨状肌综合征 A 穴（在臀部梨状肌投影部压痛最明显处或条索状中点之阿是穴），梨状肌综合征 B 穴（仅次于 A 穴之疼痛点或条索状物一侧消失处）。太阳型（疼痛沿膀胱经循行向下放射），选取委中、昆仑；少阳型（疼痛沿胆经循行向下放射），选取阳陵泉、悬钟；混合型选取阳陵泉、委中。

（2）操作：患者取侧卧位，患侧在上，局部常规消毒，选用 3 寸毫针，取梨状肌综合征 A 穴，直刺至梨状肌中，行大幅度捻转提插法，以患者能耐受为度，使产生较强针感；复针 B 穴，针刺方向为 A 穴针尖处，两穴合用，使患者臀部产生强烈的酸胀感或出现放射感至下肢和会阴部。针委中、阳陵泉时要求针感如触电样传到足跟部或足趾部；针悬钟、昆仑均以得气为度。每穴留针 15 分钟，每 5 分钟运针 1 次。每日 1 次，7 次为 1 个疗程，疗程间隔 3 日。

3.多向刺治法

（1）取穴：患者俯卧位，取臀部环跳、秩边、阿是穴为主穴。

(2)操作:常规消毒后,选用 28 号 3 寸毫针,采用双手夹提法缓缓垂直进针,使针尖直达病所,行提插捻转手法,可得到较强烈的酸、麻、胀、痛针感,沿坐骨神经方向向下、向足背传递。然后将针提至浅层皮下,分别沿条索状隆起的肌束上、下、左、右进行多向针刺,最后于垂直位施温针灸 3 壮,同时针刺同侧的阳陵泉、委中、承山、飞扬、昆仑等穴位,行平补平泻或泻法,留针 20～30 分钟出针。隔日 1 次,急性期每日 1 次,10 次为 1 个疗程。

4.苍龟探穴法

(1)取穴:环跳、环中、秩边、殷门、阳陵泉。

(2)操作:以上穴位行苍龟探穴法,即直刺进针得气后,自穴位地部一次退至穴位天部,然后更换针尖方向,上、下、左、右四方透刺,每一方透刺都必须由浅入深,按天、人、地三部徐徐进入,待插入地部后,一次退至天部。手法操作完毕后,留针 30 分钟。①风寒湿痹型:配合温针灸,即在运针完后,于针柄处插上长约 2cm 的艾炷,点火燃尽后出针。②气滞血瘀型:配合叩刺拔罐,即苍龟探穴法运针后,留针 30 分钟出针,随后用梅花针叩击穴位,然后用火罐拔出少许血水。每日 1 次,10 次为 1 个疗程。

5.天应四合针

(1)取穴:天应,即阿是穴;四合,即合谷和太冲。

(2)操作:患者侧卧(患肢在上),暴露太冲及合谷。先用 1.5 寸毫针在合谷快速直刺,再快速斜向上方刺入太冲,以患者有酸胀感为度。然后在患侧臀部梨状肌压痛点或梨状肌投影区中央之天应,用 3 寸毫针直刺,患者有较强的酸、麻、胀、重感,提插捻转至针感向整个臀部放散为度。此时再用艾条在天应处重灸,以热感沿针传至梨状肌深部为佳。每日 1 次,每次 30 分钟,每 15 分钟捻转行针 1 次。10 日为 1 个疗程。

6.梨综五针法

(1)取穴:患者取侧卧屈膝位,患侧在上,健侧下肢在下伸直,并可于患侧膝下放置 1 个枕垫。取居髎、准环跳(经验穴,患者侧卧屈膝,患侧在上,在患侧股骨大转子最高点沿与股骨干垂直方向向臀部平移 3 寸处),痛点(以居髎、准环跳两点连线为底边,向臀中部作 1 个等边三角形,三角形的顶点即为痛点,一般来说,正对着梨状肌投影处即为患者疼痛之处),阳陵泉,飞扬。辨证属气血虚弱、寒湿痹阻者,可加取足三里穴。以上所取均为患侧穴位。

(2)操作:诸穴针刺得气后,痛点穴可施用泻法,余穴皆用平补平泻法。临床辨证属气血瘀滞型,可在手法后接用 G6805-2 型电针仪导线两对(居髎、阳陵泉;痛点、准环跳),以连续波刺激,留针 30 分钟。辨证属寒湿痹阻、气血虚弱型,可于手法后每次选 3～4 个穴位用 1.5cm 艾条段直接套于针柄上行温针灸法。如果梨状肌损伤较重,痛点范围较广,可于痛点穴施行"直入一,傍入二"之齐刺法。

7.腿三针疗法

(1)取穴:环跳、阳陵泉、悬钟穴。

(2)操作:患者健侧卧位,患肢屈髋屈膝,健肢伸直。暴露针刺部位,局部常规消毒。针环跳用 75mm 毫针,快速刺入一定深度稍待候气,再直达深入,即有触电样酸麻胀针感传导,施雀啄法 2～3 次,加强针感,勿捻转,避免损伤神经干;阳陵泉、悬钟用 50mm 毫针直刺,出现针感施相应捻转补泻手法。留针 30 分钟,15 分钟运针 1 次。每日 1 次,12 次为 1 个疗程,疗程间休息 3 日。

8.电针治疗法

(1)取穴:主穴取秩边、环跳,配穴取阿是穴(即秩边与坏跳之间的压痛点)。

(2)操作:患者取俯卧位,穴位常规消毒后进针,深刺,强刺激,使患者有触电感,并向足部传导后,连接韩氏多用针灸 WG1002K 型治疗仪的四根电极于针体,采用连续波,频率为 75 次/分,电流强度以患者能耐受为度,留针 20 分钟。每日 1 次,10 日为 1 个疗程,疗程间隔 3 日。

9.温针治疗法

(1)取穴:以臀部阿是穴为主穴;配穴取肾俞、大肠俞、关元俞、秩边、环跳、承扶、殷门、委中、承山、昆仑、阳陵泉、悬钟等,均取患侧。

(2)操作:患者取侧卧位,患肢在上,常规消毒后,取 28 号 3.0 寸毫针,于臀部阿是穴直刺进针,用提插捻转手法,使之有酸胀、重着感。再取配穴 6～7 个针刺,使之得气。然后在针尾上放约 3cm 长艾条段施灸,每个穴位 2～3 壮,待艾条燃尽,针凉后出针。每日 1 次,10 次为 1 个疗程。

10.芒针透刺法

(1)取穴:明确诊断,查清病位,找准阳性反应点,即压痛点,有的可触及条索状结节。

(2)操作:常规消毒患者皮肤及医者手指,选用 5～7 寸长 28～30 号针,右手持针柄,左手拇指、食指持针快速进针,针进入皮肤后与皮肤表面成 15°～25°,使针体与肌纤维方向一致,左手拇指、食指撑开患部(压痛点)皮肤,右手持针柄,使之缓慢进入到所确定的阳性点,然后根据病情及局部损伤程度提插 3～5 次。同时可配合振颤法,要求手法轻柔,提插频率慢,并做小幅度捻转,待局部阳性点反应处肌力及紧张度松懈时(此时,针下感局部阻力减轻,无僵、涩、滞等),将针体退出。

11.粗针松解法

(1)针具:用合金制成带针芯的套针,其构造分五个部分:针尾、针柄、针身、针尖,以及针柄与针身之间的针根。针身长 120mm,直径 2.5mm。针尖呈有侧孔的钝圆头形。

(2)操作:①取穴:髂后上棘与坐骨结节下缘连线的上 1/3 与下 2/3 交界处为穿刺点。②麻醉:1‰利多卡因做穿刺点皮丘。③分离松解:根据患者胖瘦在穿刺点缓缓垂直进针 4～8cm 达梨状肌部,寻找针感,即出现下肢放射性麻木感时退针 5mm,并向一侧偏斜 25°～30°再进针 10mm,纵行分离松解坐骨神经一侧 3 次,然后同样方法松解坐骨神经另一侧,最后横行弹拨 2～3 次。④注药:拔出针芯,如抽吸无回血注入神经阻滞复合剂,即 0.75‰布比卡因 5mL,曲安奈德 40mg 或氢化泼尼松注射液 50mg,5％碳酸氢钠 5mL,玻璃酸酶 1500 单位,维生素 B_1 100mg,维生素 B_{12} 1mg,针孔覆盖创可贴。

12.刺络拔罐法

(1)取穴:阿是穴、委中(患侧)。

(2)操作:先取阿是穴,常规消毒后,医者用右手握住梅花针针柄的后段,食指压针柄的中段,使用手腕之力在压痛最明显处反复进行叩刺,等皮肤微出血时,再加火罐帮助外排瘀血,留罐 15～20 分钟。起罐后根据"循经取穴"的原则,在患部下肢委中严格消毒后用三棱针点刺出血,等黯红色血液排净后即用无菌干棉球按压针孔上。隔日 1 次,7 次为 1 个疗程。

13.穴位注射法

(1)药物:复方当归(当归、红花、川芎)注射液 4mL 加醋酸强的松龙 2mL。

(2)取穴:环跳、委中、承山、阳陵泉。

(3)操作:将复方当归注射液、醋酸强的松龙抽取入 10mL 消毒注射器中,配上 5 号针头。局部皮肤常规消毒后,从取穴部位快速进针,上下提插、捻转,出现针感并向下肢传导为度。回抽无血后,每个穴位注入 1.5mL 药液,出针后针眼处压上消毒棉球。隔日 1 次,3 次为 1 个疗程。

(4)注意:取穴要准确,进针深浅适中,避免损伤神经。如患者有触电感,要稍退针,再注入药物。要严格无菌操作。治疗后休息观察半小时。

14.针刀治疗法

(1)定点:患者侧卧位,健肢在下伸直,患肢在上屈曲,身体略向前倾斜,使患膝着床,于梨状肌体表投影区寻找深压痛点。髂后棘与尾骨连线中点的上、下1.5cm左右部位各选一点,它们与股骨大转子尖的连线组成的三角形区域,即为梨状肌在体表的投影区。常见的压痛点常有四处:①髂后上棘与尾骨尖的连线中点;②该点与大转子尖部连线的中1/3段一点;③该连线外1/3一点;④梨状肌与大转子尖部的附着点。

(2)定向:用平刃针刀,刀口线与坐骨神经的循行方向一致,针体与臀部平面垂直。

(3)操作:①松解梨状肌的起点:在骶骨的外侧缘投影处梨状肌的位置,用平刃针刀刺入至骶骨外侧缘,再紧贴骶骨前面向骨铲动松解梨状肌,起点处因梨状肌厚达2~2.5cm,故不易伤及神经。②松解髂后上棘与尾骨尖的连线中点压痛处:针刀尖刺至骶骨背面时,探及其边缘,沿骨边缘继续向下刺入约0.5cm,达到梨状肌肌束,切断部分紧张的肌纤维,再将针体向外侧倾斜。刀刃紧贴骶骨内面刺入0.3cm左右,纵行疏通剥离。③松解最常见的压痛点或治疗点:位于梨状肌中段(环跳穴处),多可触及臀肌深部有条索状肿大硬物,压痛向下肢放射,针刀入皮肤后,摸索进针。若患者有刺痛感、电击感,出现避让等反应时,可能是刀刃触及了神经、血管,应迅速将刀刃上提2~3mm,继续进刀,待针刀刀刃已达梨状肌病变部位时,患者可有明显的酸胀感。在此纵行疏通剥离,然后行横行摆动,如针刀下有坚涩、绷紧感,可改用刺切分离法。④梨状肌与髋关节囊接触部位粘连时,即可在梨状肌体表投影区的外1/3处有压痛的部位进行针刀松解,针刀摸索进针。患者诉针下酸胀感明显时,针刀多在关节囊部位,纵行疏通剥离,横行铲剥,出针。⑤梨状肌止于大转子尖部附着处有压痛时,即在此进行针刀松解。针刀垂直于大转子尖部骨面刺入,直达骨面,纵行疏通剥离,横行摆动针体。必要时,可调转刀口线方向,使刀口线与肌腱纤维方向垂直,切开部分肌腱。术后被动活动髋关节,使之内收、内旋几下。

(4)注意:①勿盲目进针,防止损伤坐骨神经及梨状肌周围的神经、血管。如髂后上棘与股骨大转子连线的上、中1/3交界处,是臀上血管和神经出骨盆点的体表投影,髂后上棘与坐骨结节连线的中点,是臀下血管和神经出骨盆点在体表的投影。②如有会阴部症状,除对梨状肌进行松解外,可将针刀向前下方向刺入,寻找与周围组织粘连的阴部神经进行松解。③继发性梨状肌损伤,应对腰骶病变同时治疗,有的仅对腰骶部的病变同时进行治疗,亦可解除梨状肌损伤的症状,所以有骨盆旋转、骶髂关节错位、腰椎后关节紊乱等应以手法矫正之。

15.小宽针疗法

(1)针具:小宽针是长、宽、厚各异的六种不同型号剑形钢针。医者根据患者身体胖瘦、年龄大小、肌肉的厚度不同选择使用。如 2 号针长 12cm,宽 0.4cm,厚 0.2cm,主要用于针刺肌肉丰满部位的穴位针刺操作。

(2)取穴:主穴环跳,配穴委中、承山。

(3)操作:患者取俯卧位,常规消毒后,医者用右手拇指和食指捏住针体,控制进针深度,小指顶住针柄,以中指和无名指扶住针体,针尖与皮肤成90°垂直角,直刺入穴位。针刺环跳时先刺入皮下组织,然后缓慢向股骨颈处进针深达 2.0～3.0 寸;针刺委中时先刺入皮下组织,然后缓慢向下进针 1.0～1.5 寸;针刺承山时将针直刺入穴位 1.0～1.5 寸。三个穴位均不留针。出针后迅速用闪火法在针刺的穴位上拔罐,留罐 1 分钟左右,每个穴位出血约 1mL 时即起罐,起罐后再以消毒干棉球拭擦。7 日治疗 1 次,5 次为 1 个疗程。

16.液针刀疗法

(1)取穴:患者侧卧位,患侧朝上,健侧腿伸直,患肢膝关节屈曲。医者以一手拇指触摸或按压梨状肌,触及束状肌纤维突起,取其中压痛最明显处(3 点或 4 点)作为进针刀点。

(2)操作:常规消毒后,取Ⅰ型 3 号液针刀,按照 4 步进针刀方法,刀口线与梨状肌走向平行进刀,针体与臀部平面垂直,当针刀穿过皮肤进入肌膜时,不断晃动刀体缓缓进针,以加大刺激力度,并可避免误伤血管及神经。当刀体穿过梨状肌时(可有落空感)应立即停刀,沿梨状肌纵轴剥离,然后再作切开剥离 2～3 次,切断部分纤维化的肌纤维,并给予 1% 利多卡因加泼尼松龙加维生素 B_{12} 局部注射后出针。其他进针点同法操作,术毕被动活动髋关节。每周治疗 1 次。如梨状肌腱在大转子尖部附着处有压痛时,可将针体垂直于大转子尖部骨面刺入,直达骨面后纵行疏通剥离,横行摆动针体,必要时调转刀口线与肌腱纤维方向垂直,切断部分肌腱,余同前法。

17.穴位埋线法

(1)取穴:阿是穴、承扶;腰骶部疼痛加肾俞透大肠俞。

(2)操作:先令患者侧卧屈膝位,患侧在上。医者用右手大拇指均匀用力寻找压痛点,标定后局部常规消毒,戴消毒手套。用 2% 的利多卡因做穴位局部浸润麻醉,然后剪取 0～1 号铬制羊肠线 3cm,用小镊子将其穿入制作好的 9 号腰椎穿刺针管中。再做垂直快速进针,当针尖达局部梨状肌时,寻找强烈针感向臀下部或下肢放射后,缓慢退针,边退边推针芯,回至皮下时快速拔针,用干棉球按压针孔片刻,后用创可贴固定。之后令患者俯卧位,行承扶及其他穴位理线,操作同上。埋 1 次即为 1 个疗程,一般 7 日左右行第 2 个疗程。

18.银质针法

(1)用具:①针具:选用针身长 125cm,直径 1.0mm,含银 80% 的粗银针 1 支。②艾条:3 段长 1.5cm 的温针专用艾条。

(2)取穴:环跳穴。

(3)操作:①患者侧卧位取穴;②在环跳穴周围常规消毒;③用 2% 利多卡因皮内注射形成直径约 1cm 的皮丘,使进针时与艾段燃烧时不致产生疼痛;④采用夹持进针法刺入环跳穴,逐步深入病灶区,将针尖沿痉挛呈条索状隆起的梨状肌肌束上下左右略作松解剥离,在针感最强处留针;⑤在针柄上装艾条施灸,患者感觉局部温热舒适,热力深透深层病区,3 次燃毕,待针完全冷却出针。

19.皮内针法

(1)取穴:秩边、环跳、阳陵泉、悬钟、昆仑。

(2)操作:穴位局部常规消毒,用颗粒型皮内针刺入皮下,以胶布固定,留置3～5 日,再行更换。令患者疼痛时按压埋针处,每日按压数次,以巩固疗效。5 次为 1个疗程。

20.头皮针法

(1)取穴:根据《头皮针穴名国际标准化方案》选取,取顶颞前后斜线的上 2/5段(取健侧,由顶向颞侧刺)。

(2)操作:局部常规消毒,用 0.40mm×40mm 针与头皮成 15° 快速刺入皮肤,进入帽状腱膜下层后将针体平卧,缓慢刺入 0.5～1 寸,用一进三退法用力向外紧提 3次,每次最多紧提 2 分许,然后再缓慢刺入,如此反复运针约 5 分钟,留针 8～24 小时。隔日 1 次,7 次为 1 个疗程。

二、推拿治疗

1.踩跷法

(1)松解法:患者俯卧于踩床上,膝关节下垫厚 8～9cm 软垫。医者双脚(最好穿特别踩袜)踩于患侧大腿根部(承扶),进行有节奏的上下交替运动,并由慢到快,以 120～200 次/分为宜,直至整个患侧下肢发热。

(2)摩点法:姿势同上,双脚踩于患者臀部,用脚掌面轻轻搓摩臀部数遍,改用脚跟点压髂腰点,使患者臀部及大腿"得气"后,嘱患者做深呼吸 3 次。

(3)点压法:患者侧卧位,患侧在上,健侧下肢屈曲在下。患侧下肢伸直,臀部略前倾,两大腿之间夹持一枕头。医者双脚踩于患侧,用脚跟逐渐加压点按环跳穴。

(4)颤抖法:患者改为俯卧位,医者以单脚为主,颤抖小腿后侧肌肉,最后颤抖整个患侧下肢肌肉。

2.疏通法

(1)第 1 步:舒筋活络,以推为主。医者手掌着于患处,以掌根为力点,做上下或左右有节律的推动,并依病情相应调整轻重、快慢。

(2)第 2 步:缓解痉挛,搓揉相济。医者手握空拳,以手背和小指、无名指、中指或指掌关节的背面着于患部的敏感点,逐渐由浅入深不断地滚动,使力渗透至病所,然后换用大拇指,着力于梨状肌,朝肌纤维方向弹拨数次,疏理肌筋。对肥胖者,可肘尖按揉患部。

(3)第 3 步:调和气血,以拍击为主。医者用单掌或双掌虚掌拍击患部,先轻后重,举止分明,达到调和作用,最后在患肢承山、委中提弹两遍。

3.松解法

(1)揉摩:侧卧,患侧在上,全身自然放松,微屈髋膝,医者立于一侧,用鱼际揉摩患侧臀部,由内向外反复按摩,以局部微红发热为度。

(2)弹拨理顺:医者顺患侧梨状肌表面投影,用一拇指指腹在病变部位顺纤维方向左右弹拨,边弹拨边将拇指着力部位沿梨状肌肌腹的外形轮廓移动,当触及挛缩的条索状肌性隆起时,可适当加大拨动力量,将全部肌腹拨动 1 遍,再分筋理顺,循序按压 3～5 遍。力量先轻后重,指下感到原隆起的肌束平复,再用拇指指腹深压病变部位 1 分钟,以拨离粘连。

(3)斜扳按压:医者用拇指按压梨状肌抵止部(股骨大转子尖处),余四指放在臀部,另一手提托患肢膝上部,先缓后速向患部后侧斜扳,同时拇指用力按压。一般 1 次即感患处肌肉松软,再用拇指点按患侧环跳、殷门、委中、承山、昆仑等穴位,用掌叩击法从患臀叩击至足踝 2 遍。

(4)屈髋牵拉:医者一手握住患肢踝部,加一手按压屈曲的膝关节下方处,双手共同将患腿屈曲触及胸前为止,并做内、外旋转运动 1～2 次。然后做被动伸屈髋关节运动 3 次。

4.五步法

(1)揉压、弹拨梨状肌法:患者俯卧,两下肢伸直。医者立于其左侧,以手掌或掌根分别从胸十平面起,自上而下轻快重复地推、揉脊柱两侧的骶棘肌直至骶骨背面,然后以掌根或肘尖从髂脊附近起,自上而下揉压、弹拨患侧臀部,直至股骨大转子附近,梨状肌的体表投影部位重点揉压、弹拨。然后以一手拇指揉压患侧委中穴。

(2)捏拿、提弹梨状肌法:患者俯卧,患侧膝关节前面置一棉垫,使髋关节轻度后伸,健侧下肢伸直。医者立于其患侧,一手拇指指腹和食指的第二节指骨侧面沿梨状肌的体表投影部位,自上而下轻快反复地捏拿、提弹患侧梨状肌,直至股骨大转子附近。

(3)揉压、弹拨阿是穴:患者俯卧,两下肢伸直。医者一手拇指或肘尖揉压、弹拨患侧梨状肌体表投影部位上痉挛的肌性条索状硬结,然后以一手拇指或肘尖轻快反复地揉压、弹拨患侧环跳和秩边。

(4)髋关节外展、后伸法:患者俯卧,两下肢伸直。医者立于其患侧,一手置于其腰骶部以固定骨盆不动,另一手置于患侧膝关节的前面,将该下肢慢慢抬起,幅度由小到大,反复进行患侧髋关节的外展、后伸运动。在髋关节外展、后伸运动的同时,医者可趁其不备,突然用巧力使髋关节过度后伸和外展一次。然后一手或两手多指从臀横纹附近起,自上而下轻快反复地揉拿、提弹患侧大腿后面的腘绳肌,直至腘窝附近。最后再以一手拇指反复揉压患侧承扶。

(5)顺势屈髋法:患者仰卧,患侧髋关节屈曲稍外展,膝关节屈曲,健侧下肢伸直。医者立于患侧,一手置于其患侧膝关节的前面,另一手握住踝部,幅度由小到大,反复进行患侧髋膝关节的屈伸运动,在屈伸髋膝关节的同时,医者趁其不备,突然用巧力顺势使髋膝关节过度屈曲一次。然后以一手或两手多指从髂前上棘附近起,向下轻快反复地捏拿、提弹患侧大腿前面的股四头肌,直至髌骨上缘的腱合部。最后以一手拇指反复按放患侧气冲穴和揉压、弹拨患侧阳陵泉。

5.弹拨点压法

(1)梨状肌弹拨法:拇指轻弹法多用于急性损伤。用拇指指腹在梨状肌走行方向上垂直深按,拇指尖触及梨状肌肌腹后,来回弹拨约 1 分钟。肘尖重弹拨法多用于慢性损伤。右前臂肘关节屈曲,用肘尖部在梨状肌部位(或环跳穴)弹拨 2～3 分钟。足跟重弹拨法多用于慢性损伤。患者俯卧,用足跟在梨状肌(或环跳穴)来回拨动 2～3 分钟。

(2)梨状肌按摩法:医者立于健侧,双手重叠,用手掌沿梨状肌走行方向由内上方向外下方推按,先轻后重,按摩 1～3 分钟。

(3)梨状肌点压法:用拇指尖或肘尖,或足跟在梨状肌局部重压约 1 分钟。

6.辨证施推法

(1)舒筋法:患者取俯卧位,医者站于患者患侧,运用掌揉法、多指揉法,自腰骶部至臀部及下肢之后方,以放松臀部及下肢肌肉。

(2)通络法:点揉气海俞、关元俞、大肠俞、秩边、胞肓、髂后(髂前上棘后方 2～3cm 处)、臀外、环跳、殷门、委中、承山、昆仑、太溪,以疏通经络。

(3)止痛法:患者俯卧位,医者站于患侧,运用双拇指或拳分法,施于臀外之筋(臀中肌),胞肓之肌筋(梨状肌),用力沿肌肉的筋结或条索,各予分筋 5～10 下;或者运用双手拇指或二、三、四指并拢,施以拨筋法于臀中肌及梨状肌各 3～5 下。

(4)解痉法:患者取俯卧位,医者站于患者患侧,运用二、三、四指指端,按于环跳之下方,用力下压至梨状肌下缘,再向上推,意在推起梨状肌,使其解痉松弛,重复 3～5 次;或者,医者一手二、三、四指腹压在梨状肌筋结上,另一手握踝关节,并屈曲膝关节至 90°,使髋关节反复内旋、外旋如摇橹状。

(5)消肿法:用实拳之拳面,垂直压在梨状肌的条索处,持续用力加压 1 分钟,以消肿镇静。

(6)斜扳法:令患者侧卧位,下肩在前,上肩偏后,下腿伸直,上腿放在下腿之前方。医者面对患者面部,上手在上,用全手掌推住患者上肩及前胸,下手用肘部压在患者臀部的后方,两上肢同时向相反方向用力,使上肩向后,上臀部扳向前方,此时可产生弹动感。

(7)除麻法:如果患者患肢有麻木感,可用此法。如果麻木感来自环跳,则拨环跳;来自腹股沟则拨髂前上棘下方 3cm 处;如果股外侧麻,则拨髂后穴;股内侧麻者,拨股内收肌根部;小腿后方麻者,在腘窝下 3cm(中央处)施以拨法;小腿外前侧麻者,可在腓骨小头下前方 2～3cm 处拨之;足背麻者,拨昆仑穴;足跖麻者,拨太溪穴,直至产生明显之麻串感为止。

(8)理筋法:用掌揉法、拳揉法、压推法(自骶椎推向股骨大粗隆),各 6～10 下,再以叩击法疏理筋骨。

7.弹拨牵伸法

(1)舒筋法:患者取俯卧位,医者立于患侧,从臀部往下沿坐骨神经循行路线至小腿后侧施掌根按揉法、滚法,往返施治约 5 分钟。在患侧阿是穴、环跳、殷门、承扶、阳陵泉、足三里等穴位行按揉法约 2 分钟。手法力量由轻到重,以患者局部酸胀及有温热感为宜。

(2)弹拨法:患者俯卧位,医者用一拇指或双手拇指重叠,自股骨外缘至股骨大转子顺序,在与梨状肌纤维垂直的方向上来回拨动约 3 分钟,此间,多可触及条索状硬物,伴压痛。选择最明显压痛点,医者一手握住患肢踝部,使之屈膝,小腿外旋;另一肘部按于压痛点,在小腿外旋的同时,按压力量由轻至重,固定小腿外旋位时,弹拨压痛点。如此反复施治约 3 分钟,手法力量由轻到重,再由重至轻。

(3)放通法:患者俯卧位,医者沿梨状肌纤维走行方向施捋顺手法 3~5 次,并从患侧髂后上棘处由上而下经臀部至小腿后侧施揉法,反复施治 1 分钟,最后虚掌以大、小鱼际拍打臀部至大、小腿后侧肌肉,反复施治 3~5 次。

(4)牵伸斜扳法:患者侧卧位,上身及头略后仰,腹部前倾贴近床面,双下肢伸直。医者立于患者前侧,以一肘部推住患者肩部,另一肘部按压患者髋部之外缘,助手双手分别握患者两踝关节,做对抗牵引的同时,医者双肘同时发力,最后再以手掌轻柔患者下腰部以缓解患者紧张。

8.分期推拿法

(1)急性损伤:嘱患者俯卧,两下肢贴床,外展、外旋,双上肢后伸,肌肉放松。以大鱼际或掌揉法放松臀部肌肉。找到梨状肌,拇指深压皮肤,通过皮肤、皮下组织和臀大肌来觉察梨状肌肌腹情况,必要时拇指将皮肤、皮下组织和臀大肌一起拨动,体会梨状肌损伤情况,触及条索状或弥漫性梨状肌肿胀、酸胀、压痛明显。一拇指顺纤维方向上牵,另一拇指将其按回原位,或轻轻弹拨肌纤维,指下感到肌腹平复,用单拇指深压该病变部位不动,取镇定手法 10 秒钟,可解痉、镇痛。或用肘压法,与肌纤维方向垂直,用肘轻轻来回弹拨,3~5 次后患者自觉疼痛突然减轻或消失。之后,再行患侧下肢双手对抗抖动即毕。令患者下床活动,往往症状立即减轻或消失。

(2)慢性损伤:因患侧臀肌肌肉松弛、萎缩,梨状肌束变硬、弹性低,推拿原则上以分筋为主,辅以理筋、镇定,使变硬的肌束松解、粘连分离,恢复其原来的舒缩功能,重者可顺肌纤维垂直方向左右分拨,再沿纤维方向顺压、弹拨 1~3 次,动作要轻柔。

第三节 髋关节滑囊炎

髋关节滑囊很多,位于髋关节肌腱和关节周围。滑囊内含有少量滑液,起到减小摩擦、缓冲震荡的作用。因滑囊过度摩擦刺激、化学反应及类风湿病变,或急慢性创伤而引起感染,使髋关节周围滑囊积液增多、肿胀和出现炎性反应者,称为髋关节滑囊炎。常见的有坐骨结节滑囊炎、股骨大转子滑囊炎、髂耻滑囊炎等。本病多见于3～10岁儿童,中老年人劳动强度过大或关节松弛也容易发生本病。

一、应用解剖

1.髋关节

髋关节由股骨头和髋臼组成,为多轴性球窝状关节,能做屈伸、收展、旋转及环转运动(下图)。

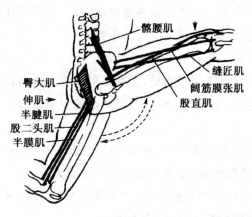

图 髋关节构成示意图

2.髋关节滑囊

关节滑囊可分为外面的纤维层和内面的滑膜层。纤维层由致密的结缔组织构成,其松紧厚薄随关节的部位和运动的情况而不同,此层有丰富的血管、神经和淋巴管分布。滑膜层柔润而薄,以薄层疏松结缔组织为构成基础,内面衬以单层扁平上皮,周缘与关节软骨相连续。滑膜上皮可分泌滑液,滑液是透明的蛋清样液体,略呈碱性,除具润滑作用外,还是关节及软骨等进行物质代谢的媒介。

3.髋关节滑囊的分布

(1)股骨大转子滑囊:股骨大转子滑囊是位于臀大肌肌腱移行于髂胫束处的腱

膜与大转子之间的滑囊,左、右各一个。该滑囊是 3 个滑囊中位置最表浅的一个,易与股骨大转子产生摩擦损伤。

(2)坐骨结节滑囊:坐骨结节滑囊是位于臀大肌与坐骨结节的坐骨突之间的臀大肌坐骨滑囊,左、右各一个,易受挤压摩擦损伤。

(3)髂耻滑囊:髂耻滑囊位于髂腰肌和骨盆之间,其上方为髂耻隆凸,下方为髋关节囊,内侧为股神经和血管,是髂部最大的滑囊,80%与关节囊相通。

上述滑囊包在关节的周围,两端附着于与关节面周缘相邻的骨面,有助于髋关节活动,减少摩擦。

二、病因病机

1.股骨大转子滑囊炎

由于该滑囊位置表浅,凡该部位的直接或间接的外伤,或髋关节的过度活动摩擦,均是导致股骨大转子滑囊炎的主要原因。损伤后出现滑囊积液增多、肿胀和炎性反应的症状。早期主要为囊内浆液性渗出增加,形成局限性肿胀,日久则滑囊壁变厚,渗出液的吸收受到阻碍,活动时可产生弹响。

2.坐骨结节滑囊炎

坐骨结节滑囊炎好发于文职人员,尤其是臀部肌肉瘦弱者。久坐硬凳,坐骨结节滑囊长期受压和摩擦,是导致坐骨结节滑囊炎的主要原因。

3.髂耻滑囊炎

髂耻滑囊与髋关节囊相通,故凡髋关节的损伤均可引起局部无菌性炎症,滑囊分泌滑液增多,流入髂耻滑囊,继发性引起髂耻滑囊炎。

中医认为,髋关节过度劳累或损伤,或为风寒湿邪所侵,导致气血凝滞,津液输布受阻,瘀滞为肿,筋肌拘挛为痛,发为本病。

三、诊断

1.症状

患者跛行,髋部疼痛,疼痛可位于髋关节外侧、腹股沟部、臀部,病变滑囊处肿胀,关节活动受限,患肢常处于强迫体位。患肢假性变长在 2cm 以内,“4”字试验阳性,重者髋关节屈曲拘缩试验阳性。

(1)股骨大转子滑囊炎:行走时股骨大转子有弹响声。患者不能向患侧卧,髋关节内旋可使疼痛加剧,患肢常呈外展、外旋位。

（2）坐骨结节滑囊炎：患者坐骨结节部疼痛、肿胀，久坐不能，坐硬板凳时疼痛加剧，臀肌收缩时可产生疼痛并向臀部放射，坐骨神经受刺激时，可出现坐骨神经痛。

（3）髂耻滑囊炎：髂腰肌收缩、屈曲髋关节或臀大肌收缩、伸直髋关节时疼痛加剧，疼痛可沿大腿前侧放射至小腿内侧。

2.体征

髋关节活动受限；滑囊炎部位压痛明显；患部可触及一较硬、大小不定、界线清楚的圆形或椭圆形肿块。

（1）股骨大转子滑囊炎：股骨大转子的后方及上方可有压痛和肿胀，局部可摸到肿块，有时有波动感；髋关节被动活动不受限，可有双下肢不等长，"4"字试验阳性。

（2）坐骨结节滑囊炎：可在坐骨结节部较深层摸到边缘较清晰的椭圆形囊性肿胀，并与坐骨结节粘连，压痛明显。

（3）髂耻滑囊炎：股三角外侧疼痛和压痛，过度肿胀时腹股沟的正常凹陷消失或隆起，髋关节活动受阻，疼痛可沿大腿前侧放射至小腿内侧，双下肢不等长，"4"字试验阳性。

3.辅助检查

（1）X线检查：有时可见骨盆轻度倾斜，如关节积液多时，关节间隙增宽，但股骨头无骨质破坏。

（2）滑囊穿刺：在慢性期一般滑液清晰，急性期时可见血性液体。

四、鉴别诊断

本病应与股骨头骨骺炎、化脓性髋关节炎、髋关节结核相鉴别（下表）。

表　髋关节滑囊炎、股骨头骨骺炎、化脓性髋关节炎、髋关节结核相鉴表

项目	髋关节滑囊炎	股骨头骨骺炎	化脓性髋关节炎	髋关节结核
强迫体位	有	常无	可有	有
跛行	有	有	有	有
压痛部位	腹股沟、股骨大转子处	腹股沟韧带下	腹股沟韧带下	腹股沟韧带下
肿胀	有	无	可有红肿	无或漫肿色白
局部皮温	可高	不高	高	不高

续表

项目	髋关节滑囊炎	股骨头骨骺炎	化脓性髋关节炎	髋关节结核
WBC	常不高	常不高	高	常不高
ESR	不高	不高	可高	高
结核菌素试验	阴性	阴性	阴性	阳性
肺 TB	无	无	无	可有
髋部 X 线	可有关节囊肿胀	骨骺炎改变	可有关节囊肿胀	因滑膜结核致关节间隙增宽,骨结核可有骨脱钙、空洞

五、治疗

1.治疗原则

舒筋通络,活血化瘀,消肿止痛。

2.手法

滚法、按揉法、摇法、弹拨法、擦法等。

3.取穴与部位

阿是穴、髋关节周围及臀部。

4.操作

(1)股骨大转子滑囊炎:①患者取侧卧位,患侧在上,医者用滚法、按揉法以放松髋部外侧肌肉,时间约8分钟。②在股骨大转子局部阿是穴施弹拨法、按揉法操作,手法宜深沉缓和;再做髋关节摇法,时间约5分钟。③在股骨大转子滑囊部做纵向擦法,以透热为度。

(2)坐骨结节滑囊炎:①患者取俯卧位,医者用滚法、按揉法等松解类手法作用于坐骨结节部及其周围,时间约8分钟。②在坐骨结节局部阿是穴施弹拨法、按揉法操作,手法宜深沉缓和,时间约5分钟。③患者取侧卧位,患肢屈膝屈髋,在坐骨结节部用擦法治疗,以透热为度。

(3)髂耻滑囊炎:①患者取仰卧位,膝、髋关节稍屈曲,医者用按揉法于腹股沟区治疗,时间约8分钟。②医者将患者双腿伸直,一手扶髋部前方,另一手握住小腿,轻轻摇晃髋关节,同时配合做髋关节屈伸运动。③在股三角外侧部阿是穴施弹拨法、按揉法操作,手法宜深沉缓和,时间约5分钟。④在髋关节前侧和外侧用擦法治疗,以透热为度。

六、注意事项

(1)髋关节滑囊炎发生的部位不同,治疗时的部位也有区别,被动运动髋关节时要适度。

(2)在使用弹拨手法时,力量宜柔和,以免引起患者的强烈疼痛。

(3)患者应尽量避免进行使疾病加重的活动,如上下楼、跑步等,当疼痛减轻后,可逐渐开始恢复运动。

七、疗效评定

1.治愈

无跛行,步行无痛,下蹲正常,"4"字试验和旋转屈髋试验阴性,双下肢等长,无复发者。

2.好转

症状、体征改善,仍有轻度跛行。

3.未愈

症状、体征无改善。

第八章 脊柱伤病

第一节 脊椎小关节紊乱

脊椎小关节（关节突关节）紊乱，包括颈椎、胸椎和腰椎的小关节紊乱，是指脊柱因急性损伤、慢性劳损，或由于姿势不当而引起脊椎小关节的解剖位置异常，导致疼痛及脊柱功能失常所引起的一系列临床症候群。好发部位依次为颈椎小关节、腰椎小关节、胸椎小关节。本病多见于青壮年，男性多于女性。本病属中医学"骨错缝"范畴。本节以讨论脊柱关节突关节紊乱为主。

一、应用解剖

脊柱为三点承重关节，由椎体及两侧的关节突关节构成。椎体的主要功能是承重，凭借椎间盘及前、后纵韧带以维持人体的直立姿势；脊柱小关节由上位椎体的下关节突与下位椎体的上关节突及关节囊构成，主要功能是稳定脊柱，引导脊柱运动的功能。脊柱前、后屈伸时，两侧的关节突关节须同步牵张或紧缩；脊柱左、右旋转时，两侧关节突关节须同步旋转；脊柱左、右侧屈时，两侧关节突关节须同步侧屈。当脊柱运动时，如果两侧关节突关节不同步，则导致关节交锁、滑膜嵌顿的发生。

1.颈椎关节突关节

颈椎关节突不明显，关节面平坦，近于水平位。寰枢椎之间以寰椎弓与齿状突构成寰枢关节，因而没有关节突关节。颈椎的关节突较低，上关节面朝上偏于后方，下关节突朝下偏于前方，关节囊较松弛且可以滑动，横突之间缺乏横突韧带加强，稳定性较差。在外力作用下，上位椎体的下关节突易越过下位椎体的上关节突，形成小关节突背靠背的现象，即"交锁"状态。

2.胸椎关节突关节

胸椎后关节的关节面与水平面几乎垂直，呈冠状位排列，有强大的韧带及肋椎

136

关节支持,稳定性较强,不易发生脱位。整个胸椎的运动前屈 50°,后仰 55°,侧屈 100°,旋转 40°,因此胸椎关节突关节以侧屈为主。

3.腰椎关节突关节

由椎弓根之间上下关节突形成的脊椎后关节连接,椎间盘和后关节既是脊柱的三个支撑点,又是脊柱运动的基础。第 1 腰椎至第 5 腰椎的上关节突互为直角,其排列为半额状位及半矢状位,其横切面近似弧形,伸屈、侧屈及旋转均较灵活。第 5 腰椎与第 1 腰椎关节面由直立面渐变为水平面,有利于腰椎的屈伸和旋转运动。腰椎关节突关节的主要功能是稳定脊柱,引导和维持脊柱在一定范围内的运动方向。

二、病因病机

1.急性外伤

多因持物扭转或撞击等外力作用于小关节,引起颈、腰、背部肌肉扭伤或脊柱小关节错缝、滑膜嵌顿,从而破坏了脊柱的力平衡和脊柱运动的协调性。由于损伤刺激感觉神经末梢而引起疼痛,并反射性地引起局部肌肉痉挛,肌肉痉挛又加重关节解剖位置改变,发生交锁或扭转,进而疼痛,活动受限更明显。长期的交锁及各种炎性反应的刺激均可导致小关节粘连而影响正常功能,也可引起整个脊柱力学的改变。

2.慢性劳损

无明显外伤史,长期在不协调姿势下工作、学习,使脊背部软组织经常过度收缩、牵拉、扭转而发生慢性劳损。由于软组织的痉挛,引起脊椎关节的力学不平衡,而致胸椎后关节发生错位。

3.其他因素

外伤后未经及时治疗,风寒湿邪侵入背脊部的经络、肌肉,导致肌肉痉挛,气滞血瘀,日久脊椎的内外平衡失调,后关节发生错位。

中医认为,脊为督脉和足太阳经脉所过,经筋所循,络结汇聚,乃脏腑之维系,运动之枢纽。凡姿势不良或突然改变体位,闪挫、扭旋撞击,伤及腰脊,筋络受损,或筋节劳损,气滞血瘀,筋拘节错,致使疼痛剧烈,行动牵掣,发为本病。

三、诊断

1.症状

(1)颈椎小关节紊乱:有长期低头工作的劳损史,或有颈部过度前屈、过度扭转的外伤史。起病较急,颈项强直、疼痛、活动受限,有的患者可出现头昏、视物不清、眼震、面部麻木等头颈综合征。

(2)胸椎小关节紊乱:多数在突然外力作用下有过度前屈或后伸肩背运动的受伤史。伤后即出现胸背疼痛,有背负重物之感,甚则牵掣肩背作痛,俯仰转侧困难,常固定于某一体位,不能随意转侧,疼痛随脊柱运动增强而加重,有胸闷憋气、屏气呼吸。部分患者可出现脊柱水平面相关脏腑反射性疼痛,刺激肋间神经则引起肋间神经痛。

(3)腰椎小关节紊乱:均有腰部扭挫、闪伤病史,随即发生剧烈腰痛,表情痛苦,不敢活动,惧怕别人搬动。全部腰肌处于紧张僵硬状态,腰部活动功能几乎完全丧失。

2.体征

(1)颈椎小关节紊乱:①病变颈椎棘突的一侧隆起或偏歪,脊柱病变节段关节突关节偏突。②触诊可有颈椎侧弯,颈部活动受限,偏突关节突关节处有固定压痛点。③颈部可触及条索状筋结。

(2)胸椎小关节紊乱:①脊柱病变节段可触及偏歪的棘突。②脊柱病变节段小关节处有明显压痛,多数为一侧,少数为两侧。③根据病变节段的不同,菱形肌、斜方肌可呈条索状痉挛,亦有明显压痛。④多数无明显障碍,少数可因疼痛导致前屈或转侧时活动幅度减小,牵拉疼痛。

(3)腰椎小关节紊乱:①呈僵直屈曲的被动体位,腰部正常生理弧度改变,站、坐和过伸活动时疼痛加剧。②两侧骶棘肌明显痉挛,重者可引起两侧臀部肌肉痉挛。③滑膜嵌顿的后关节和相应椎间隙有明显压痛,一般无放射痛。④棘突无明显偏歪,严重疼痛可见保护性脊柱侧凸畸形。⑤腰部肌肉紧张、僵硬,各方向活动均受限,尤以后伸活动障碍最为明显。

3.辅助检查

X线检查可排除骨折及其他骨质病变。严重者可见脊柱侧弯、生理弧度变直、棘突偏歪、两侧后关节不对称、椎间隙左右宽窄不等。

四、鉴别诊断

1.落枕

主要损伤颈项部的肌肉韧带,临床表现以晨起颈项强痛为特征,无棘突偏歪。

2.肋间神经痛

疼痛沿肋间神经分布区出现,疼痛多为针刺样、刀割样,疼痛多有走窜,时发时止,伴有胸部挫伤。

3.棘上韧带损伤

腰部疼痛,尤以前屈时疼痛更甚,后仰时可减轻,腰部活动明显受限,尤以前屈及旋转受限为明显。在韧带损伤处有明显压痛、叩击痛,可触及局部有凹陷感或条索状结节。

五、治疗

1.治疗原则

舒筋活血,解痉止痛,理筋整复。

2.手法

滚法、一指禅推法、按法、揉法、弹拨法、扳法、整复手法等。

3.取穴与部位

阿是穴、华佗夹脊穴、膀胱经穴位等。

4.操作

(1)颈椎小关节紊乱:①患者取坐位,医者用一指禅推法、按揉法在督脉线、华佗夹脊颈段线往返操作,并重点按揉阿是穴,手法宜轻柔,时间约8分钟,以舒筋活血,通络止痛。②继上势,医者用滚法在颈肩、项背部往返操作,并弹拨项背部条索状筋结,以患者能忍受为度,时间约5分钟,以舒筋通络,活血止痛。③继上势,患者颈椎前屈位,用旋转提颈法操作。医者以一手按关节突关节偏突处固定,另一手托住其下颌部向患侧旋转至有阻力时,用顿力向上提颈,以整复关节突关节偏突。左、右各操作1次。

(2)胸椎小关节紊乱:①患者取俯卧位,医者用滚法、按法、揉法在胸背部交替操作,取阿是穴进行重点治疗,手法宜轻柔缓和,时间约8分钟,以舒筋活血,解痉止痛。②继上势,医者沿脊柱两侧竖脊肌用按揉法、弹拨法操作,以患者能忍受为度,时间约5分钟,以理筋止痛。③继上势,用胸椎错动整复法操作。医者两手掌分别置于棘突两旁的华佗夹脊胸段,近身侧用小鱼际,另一侧用大鱼际用力下压;再用力向两侧撑开,沿脊柱方向做相反方向的错动整复,以整复关节突关节偏突,可在整个胸椎整复1遍。④患者取站立位,用抱颈提胸法操作。患者屈颈位,双手十指相扣置于颈项部,两肘置于胸前,医者立于患者背后,以胸部紧贴其背部,双手抱紧患者两肘部,用顿力瞬间提升胸椎,使患者双足离地,以整复关节突关节偏突。

(3)腰椎小关节紊乱:①患者取俯卧位,医者用按揉法、滚法在患者腰骶部治疗,手法宜深沉缓和,时间约 8 分钟,以舒筋活血,解痉止痛。②继上势,医者根据关节错缝相应节段,在压痛明显处用按揉法操作,手法先轻柔,后逐渐深沉加重,以患者能忍受为度,时间约 5 分钟,以理筋止痛。③患者取侧卧位,用腰椎分段斜扳法操作。患者侧卧,伸下腿、屈上腿,医者一手按于其肩前部,另一手肘部按于其臀部,对关节突关节偏突位于上腰段的,按压肩的手固定不动,按压臀部的肘部用力,使扭转力作用于上腰段;对关节突关节偏突位于下腰段的,按压臀部的肘固定不动,按压肩部的手用力推动,使扭转力作用于下腰段;对关节突关节偏突位于中腰段的,按压臀部和推扳肩部两手同时用力,使扭转力作用于中腰段,以整复关节突关节偏突。左、右各扳 1 次。

六、注意事项

(1)脊柱小关节紊乱是目前临床常见病、多发病,临证时应把握精准的定位原则,尤其是胸椎小关节紊乱可引起脏腑症状和肋间神经痛,临床应注意诊断与鉴别诊断。

(2)引起脊柱小关节紊乱症状的基本病因是关节突关节错位(缝),因此纠正错位(缝)是关键。

(3)纠正脊柱小关节紊乱的整复手法要有针对性、实效性。颈椎旋转提颈法避免了传统旋转复位法的潜在风险,具有安全性高、防复发的优点;胸椎抱颈提胸法利用物理学失重原理,具有安全、有效、速效、成功率高的优点;腰椎分段斜扳法有使扭转作用力点更明确、疗效更确切的优点。

(4)整复成功后,患者在 2～3 天内不宜做重体力劳动或过度脊柱旋转活动。

第二节　特发性脊柱侧弯

特发性脊柱侧弯又称代偿性脊柱侧弯、功能性脊柱侧弯,是指脊柱在冠状面上多个椎体连续偏离脊柱中线向侧方形成弯曲。常伴有脊柱的旋转,矢状面上后凸或前凸增加或减少,肋骨和骨盆的旋转倾斜畸形,以及椎旁的韧带肌肉异常,临床以症状和 X 线表现为诊断依据。本病好发于青少年女性,常在青春发育前期发病,其发病原因尚不明了。发病率约占脊柱侧凸的 80%,女孩发病率占 60%～80%,10～16 岁儿童中有 2%～3% 可察觉到脊柱侧弯。本病属中医学"脊僵"范畴。

一、应用解剖

1.脊柱

脊椎伴随脊柱侧凸可发生一系列的解剖形态学改变,如顶椎椎体楔形变,凹侧椎弓根变短变窄,椎管变形。目前认为这是发生侧凸后的继发性改变,而非导致侧凸的原发病理改变。相反,胸椎椎体后高度略大于前高度的正常现象消失,可表现为前后高度相等,导致胸椎后突减小甚至发生前突,有人认为这可能是特发性脊柱侧弯的发病学原理之一。

2.椎间盘

侧凸关节椎间盘主要表现出形态学上的改变,即凹侧椎间隙窄,凸侧椎间隙宽。在脊柱侧凸进入成年期后,椎间盘即可逐渐出现退变,特别是侧凸的下交界区或双弯型侧凸的两个弯曲交界区。由于该交界区上、下两部脊柱发生方向相反的旋转,可发生椎间盘早期退变,临床表现为进展性半脱位。而在顶椎区由于关节突的退变增生甚至融合,使顶椎区的椎间盘受力减少,因而椎间盘的退变反而相对较轻。

3.胸廓

胸廓畸形为脊柱侧凸常见的伴随症状,是由于脊柱旋转或侧凸导致凸侧肋骨变形、相互分开、向后突出,而凹侧肋骨互相挤在一起、水平走向并向前突出,形成临床上的"剃刀背"畸形,脊柱侧凸发生越早、越严重,胸廓的畸形就越重。

4.心肺功能影响

较轻的脊柱侧凸虽也可造成不同程度的胸廓畸形和胸腔容量减少,但一般不会影响心肺功能。早发的或严重的脊柱侧凸或前突型侧凸可导致肺的扩张障碍,甚至在凸侧发生局部肺不张。由于肺间质发育一般在 10 岁左右才完成,所以在此年龄以前发生的脊柱侧凸可导致肺发育障碍而影响心肺功能。

5.Cobb 角

在脊柱侧弯的上端椎体上缘、下端椎体的下缘各画一条横线,再在两条横线上各画一条垂直线,这两条垂直线的交角称为 Cobb 角。临床意义:$<10°$为阴性;$>10°$为阳性;$>25°$需支具治疗;$>45°$为手术指征。

二、病因病机

本病的发病机制尚不清楚,多数研究表明可能与下列因素有关。

1.遗传因素

特发性脊柱侧凸的流行病学调查表明,其发生存在着明显的遗传因素的影响。多数学者认为与常染色体主导和不完全性连锁以及多样性表达等有关。这似乎可以解释疾病分布的性别特征,Cobb角在20°左右的脊柱侧凸患者中,女男比例基本相当;而>20°的脊柱侧凸患者中,女男比例超过5∶1,严重侧凸的患者多为女孩。据统计,父母均有侧凸的,其子女患病的可能性是正常人的50倍。

2.激素影响

流行病学调查显示,特发性脊柱侧凸女孩的身高常比同龄正常女孩高,这一现象提示脊柱侧凸可能与生长激素有关,但大量的研究认为,生长激素并不是脊柱畸形的真正病因。由于生长需要,包括生长激素在内的多种激素相互作用,因而生长的控制非常复杂。

3.结缔组织发育异常

特发性脊柱侧凸的患者可以发现其结缔组织中有胶原和蛋白多糖的质与量的异常。这究竟是侧凸的原发因素还是继发因素,目前尚未有定论。

4.神经-平衡系统功能障碍

人体平衡系统的功能是控制作用于人体上的各种重力和维持在各种不同状态下的平衡,在这个平衡系统反射弧中的某个反射环节上出现功能障碍,脊柱就有可能发生侧凸来调整或建立新的平衡。

5.神经-内分泌系统异常

许多学者研究发现褪黑素在特发性脊柱侧弯形成过程中起重要作用。摘除松果体后出现的脊柱侧凸模型是研究脊柱侧凸的经典动物模型之一,松果体的主要作用是分泌褪黑素,因而有学者推测血清褪黑素的降低可能是发生脊柱侧凸的重要始动因素,并与脊柱侧凸的进展相关。

6.姿势因素

临床调查发现脊柱侧凸与坐姿及写字姿势有关。正坐书写,脊柱侧弯的发生率较小。习惯于左侧书写,脊柱侧凸常发生于右侧;而习惯于右侧书写,脊柱侧凸常发生于左侧。

中医认为,脊为督脉所藏,藏经会脉,诸筋所系。先天禀赋不足,肝肾亏虚,骨失充盈,筋失濡养,以致筋骨柔弱,形成脊僵节黏之证;或后天失调,姿势不良,或风寒湿邪侵袭,客于脊隙骨节,气血凝滞,节窍黏结,筋肌拘挛,脊僵筋弛,发为本病。

三、诊断

(一)病理诊断

1.按病理分型

(1)可逆型:即姿势性脊柱侧弯。多见于胸段或胸腰段,以单侧弯为主,站立或行走明显,平卧或悬吊时消失,X线检查显示一个侧弯弧,骨质结构无改变。

(2)不可逆型:即结构性脊柱侧弯。脊柱侧弯畸形较固定,不会因体位改变而消失或增加。常有胸廓畸形,脊柱侧弯胸前壁凹陷,后壁隆起;凹侧胸前壁弯起,后壁下陷,呈"剃刀背"畸形;肺功能异常。X线检查显示"S"形畸形,中间侧弯为原发,上、下侧弯为代偿。脊柱侧弯同时合并脊柱旋转畸形。

2.按年龄分型

可分为幼儿型(0～3岁),为结构性脊柱侧弯;少年型(4～9岁),为特发性脊柱侧弯;青春型(10～16岁),为姿势性脊柱侧弯。

3.按解剖位置分型

可分为颈侧弯,顶椎在 $C_1 \sim C_6$;颈胸弯,顶椎在 $C_7 \sim T_1$;胸弯,顶椎在 $T_2 \sim T_{11}$;胸腰弯,顶椎在 $T_{12} \sim L_1$;腰弯,顶椎在 $L_2 \sim L_4$;腰骶弯,顶椎在 L_5 或 S_1。

(二)临床诊断

1.婴儿型结构性脊柱侧弯

(1)症状:①常在3岁以内被发现,以男孩多见。②通常脊柱侧弯凸向左侧,侧弯多位于胸段和胸腰段。③多数侧弯在出生后6个月内进展,约占婴儿型结构性脊柱侧凸的85%。④呈双胸弯,易进展并发展为严重畸形。

(2)体征:①两肩不等高。②肩胛骨一高一低。③一侧腰部皱褶皮纹。④腰前屈时两侧背部不对称,即剃刀背征。⑤脊柱偏离中线。

(3)辅助检查:年幼男孩,以目测和专科检查为主,一般不考虑X线检查。确实需要的,在甲状腺、胸腺、睾丸部位铅板遮盖下进行X线检查,可确定侧弯的范围、程度及类型。

2.少儿型特发性脊柱侧弯

(1)症状:①年龄在4～10岁,以女孩多见。②以右侧胸弯和双侧弯为主,右侧胸弯约占2/3;双侧弯约占20%;胸腰段侧弯占15%。③左胸弯少见,如出现应考虑椎管内病变的可能。④约70%的患者呈进行性加重。

(2)体征:①两肩不等高。②肩胛骨一高一低。③一侧腰部皱褶皮纹。④腰前屈时两侧背部不对称,即剃刀背征。⑤脊柱偏离中线。

(3)辅助检查:年幼男孩,以目测和专科检查为主,一般不考虑X线检查。确实需要的,在甲状腺、胸腺、睾丸部位铅板遮盖下进行X线检查,可确定侧弯的范围、程度及类型。

3.青少年型姿势性脊柱侧弯

(1)症状:①年龄在10~16岁,以女孩多见。②多数患者侧弯的度数较小,日常生活不受影响。③常伴有进展性肺功能下降和后背痛,肺活量通常下降到预期值的70%~80%。④严重脊柱侧凸可损害肺功能。

(2)体征:①两肩不等高。②肩胛骨一高一低。③一侧腰部皱褶皮纹。④腰前屈时两侧背部不对称,即剃刀背征。⑤脊柱偏离中线。处于发育期女孩多数两侧乳房发育不对称,易导致心理障碍。

(3)辅助检查:X线检查可确定侧弯的范围、程度及类型。男孩需在甲状腺、胸腺、睾丸部位铅板遮盖下进行X线检查。

四、鉴别诊断

1.先天性脊柱侧弯

由异常椎体的形成引起,如椎体缺失、半椎体或者椎体间联合等,引起不对称生长导致畸形,通过X线、CT检查予以鉴别。

2.神经肌肉性脊柱侧弯

由神经系统疾病引起的脊柱弯曲,常见的神经系统疾病包括脑瘫、脊柱裂、神经肌肉营养失调及脊髓损伤等。一般伴有神经系统检查的异常。

五、治疗

1.治疗原则

舒筋活血,解痉通络,理筋整复。

2.手法

㨰法、按法、揉法、弹拨法、摇法、扳法等。

3.取穴与部位

心俞、肺俞、肝俞、肾俞、大肠俞、华佗夹脊等穴,以及膀胱经、脊柱侧弯相应节段。

4.操作

(1)患者取俯卧位,医者用㨰法沿脊柱两侧膀胱经上、下往返操作,在侧弯节段做重点治疗,手法宜深沉缓和,时间约 5 分钟,以舒筋活血,解痉通络,恢复肌平衡。

(2)继上势,医者用按揉法沿脊柱两侧的华佗夹脊穴按揉,在侧弯节段做重点治疗,以患者能忍受为度,时间约 5 分钟,以舒筋解痉,活血通络。

(3)继上势,医者用按揉法在心俞、肺俞、肝俞、肾俞、大肠俞等穴施按揉法操作,以酸胀为度,时间约 5 分钟,以舒筋活血,理筋通络,改善侧弯引起的脏腑症状。

(4)继上势,施错动整复法操作。医者两手掌置于侧弯节段两侧关节突关节处,近胸侧用小鱼际肌着力,对侧用大鱼际肌着力,先下压,再向两侧撑开,然后双手分别向手指方向用力形成错动整复,按侧弯脊椎逐节整复,以纠正关节突关节紊乱,有利侧弯恢复。

(5)继上势,施俯卧位侧扳法操作。医者立于侧凸侧,以一手掌抵按侧凸最明显处,另一手提起对侧下肢,做一推一扳的操作。操作时两手要同步,用力要稳实,不可用蛮力,重复操作 10 次,以纠正脊柱侧弯。

(6)患者取俯卧位,医者在脊柱侧弯节段涂上介质,沿华佗夹脊、膀胱经施直擦法,以透热为度,以温经通络,舒筋解痉。

(7)推拿治疗后,可用牵引床牵引。牵引重量以患者体重 60% 计,每日 1 次,每次 20 分钟,有利于纠正脊柱侧弯。

六、注意事项

(1)本病早发现、早确诊、早治疗是关键。推拿治疗对特发性脊柱侧弯 Cobb 角 <25° 效果较好,<45° 有一定疗效;对结构性脊柱侧弯疗效较差。

(2)平时注意坐姿和书写姿势很重要。已发生脊柱侧弯者更应纠正不良姿势。

(3)采用侧凸侧卧位,在侧凸节段下垫枕矫正侧弯,垫枕的高度视侧弯程度而定,坚持 3 个月可起到明显的矫正效果。

(4)对脊柱侧弯 Cobb 角 >45°,且每年进展 >5° 者,建议手术治疗。

第三节 强直性脊柱炎

强直性脊柱炎(AS)是一种慢性进行性疾病,主要侵犯骶髂关节、脊柱骨突、脊柱旁软组织及外周关节,并可伴发关节外表现。严重者可发生脊柱畸形和关节强直。本病发病男女比例为 5∶1,女性发病较缓慢及病情较轻,发病年龄通常在 13~30 岁,30 岁以后及 8 岁以前发病者少见。本病发病原因尚不十分清楚,从流行病学调查发现,基因和环境因素在本病的发病中有重要作用。有研究证实,本病发病和 HLA-B27 密切相关,并有明显家族发病倾向,但 80% 的 B27 阳性者并不发生 AS,以及大约 10% 的 AS 患者为 B27 阴性,这提示还有其他因素参与发病。

本病属中医学"腰痛""痹证"等范畴,与机体肾虚督空、感受风寒湿邪等六淫邪气有关。肾主骨生髓,先天禀赋不足,肝肾亏损,肾气不足,导致骨髓无以温煦和濡养;肾虚督空,卫气不固,易感外邪,寒邪留滞足太阳膀胱经及督脉,致经脉痹阻,气血运行不畅,而致本病,故多属寒证、虚实夹杂、本虚标实之证。

一、辨病

(1)腰背部疼痛至少 3 个月,运动后可改善,不因休息而缓解。

(2)腰椎矢状面、额状面运动受限。

(3)胸廓活动减少(与年龄、性别的相应正常值比较),呼吸差<2.5cm。

(4)双侧骶髂关节炎 2~4 度。

(5)单侧骶髂关节炎 3~4 度。

确诊:(4)或(5)加(1)~(3)中的任何一项。

附:骶髂关节炎分度

(1)0 度:正常。

(2)1 度:可以变化。

(3)2 度:轻微变化,小的局限侵蚀、硬化,无关节间隙变化。

(4)3 度:明显变化,中度或进行性骶髂关节炎,具有侵蚀,硬化,间隙变窄、增宽或部分强直等变化的一项或多项。

(5)4 度:关节融合,骨性强直。

二、针灸治疗及选穴原则

1.治疗原则

本病以温经散寒、扶正补虚为基本治疗原则。

2.选穴原则

选穴上主要以足太阳膀胱经、督脉穴为主。另外,根据中医理论肾主骨生髓,肝主筋,筋会阳陵泉等选取有关穴位。具体选穴原则如下。

(1)局部选穴:强直性脊柱炎的腰背痛等表现主要归属足太阳膀胱经和督脉病变。根据《黄帝内经》"在骨守骨,在筋守筋"的原则,以及"腧穴所在,主治所在"的规律,在病变局部选穴,主要在督脉上选取,如从大椎到腰阳关。在膀胱经背腰部选择有关穴位。另外,骶髂关节炎也是本病最常见的症状,因此,可在局部选择阿是穴、腰奇、腰俞、中膂俞、白环俞、秩边等。

(2)夹脊穴:夹脊穴旁纳督脉和足太阳经之经气,因此,也是治疗本病常选的穴位,一般选择胸、腰部夹脊穴。

(3)整体调节选穴:由于膀胱经上有五脏六腑之背俞穴,血会膈俞,骨会大杼,又因背俞穴为脏腑经气输注于背部的腧穴,且肝主藏血、主筋,肾主骨、其腑在腰,因此,选择膀胱经上的上述穴位也具有调节五脏六腑,尤其是肝肾、筋骨的功能,故在足太阳膀胱经上选择相关的穴位。另外,根据筋会阳陵泉,可选阳陵泉穴治疗本病。足三里有补益气血、扶正祛邪的作用,可选该穴进行整体调节。

三、推荐针灸处方

(一)推荐处方1

1.治法

温督壮阳,祛邪扶正。

2.穴位

督脉之大椎穴至腰俞穴。

3.操作

采用铺灸法。敷料丁麝粉(丁香25%,麝香50%,肉桂25%)1~1.8g,去皮大蒜捣烂成泥500g,陈艾绒200g。暑夏农历三伏天,以天气晴朗、气温高、白天为佳。让患者俯卧床上裸露背部,在督脉所取穴处常规消毒,涂上蒜汁,在脊柱正中线撒上丁麝粉,并在脊柱自大椎穴至腰俞穴处铺2寸宽、5分厚的蒜泥一条,然后在蒜泥上铺成如乌梢蛇脊背的长蛇形艾炷一条。点燃头、身、尾,让其自然烧灼,燃尽后再继续铺艾炷施灸,一般灸2~3壮为宜,灸毕移去蒜泥,用湿热毛巾轻轻揩干。灸后可起水泡,至第3天用消毒针引流水泡,涂上甲紫,直至结痂脱落。

(二)推荐处方2

1.治法

温经通络,散寒祛湿。

2.主穴

夹脊穴。

3.配穴

环跳、承扶、秩边、阳陵泉、足三里、阴陵泉。

4.操作

先针刺取患者双侧第 10 胸椎以上华佗夹脊穴,左右交叉选穴,盘龙刺法(华佗夹脊穴的一种刺法,沿脊柱取华佗夹脊穴从上向下左右交叉取穴,如取第 1 胸椎左侧夹脊,后取第 2 胸椎右侧夹脊,左右交替,因其状如龙盘于柱故得名盘龙刺法),刺左不刺右,刺右不刺左,行捻转补法,隔日换针对侧。余穴常规操作。再于所有针尾部放 1 寸艾条点燃,隔日 1 次,每次留针 30 分钟。

(三)推荐处方 3

1.治法

温经散寒,扶正补虚。

2.主穴

大杼、风门、肺俞、督俞、膈俞、肝俞、脾俞、肾俞、大肠俞、次髎、委中、昆仑。

3.配穴

大椎、风池、阿是穴。

4.操作

诸穴施行提插雀啄手法,并加以艾条温和灸。

四、针灸疗效及影响因素

目前,强直性脊柱炎西医没有安全可靠的治疗方法,从临床报道情况看,针灸对缓解临床症状、减缓病程、延缓进程有一定作用,但没有足够的证据表明针灸可治愈本病。目前,根据临床研究结果,在督脉、膀胱经上进行大剂量的敷灸法是最为有效的刺灸法,针刺疗法以相应病变椎体部位的夹脊穴和骶髂关节痛点为治疗点。在治疗中,要针灸并用,这样才可提高针灸的疗效。梅花针取华佗夹脊穴,用梅花针由上而下叩刺,至皮肤潮红或微出血为度。针刀疗法是用针刀将脊柱各个关节粘连的肌腱、韧带等软组织和挛缩筋脉实施分离、切开和松解。挑筋疗法通过挑、提、摇、摆等手法将穴位处相应的皮内或浅筋膜纤维挑拨出来而达到治疗目的。刺络放血可以缓解强直性脊柱炎腰骶晨僵以及受累部位关节肿痛或肌腱附着点疼痛等临床症状。

1.病程

强直性脊柱炎的早期症状是骶髂关节部、腰背部、髋关节或四肢大关节疼痛,同时伴有腰背部僵硬,这种僵硬以晨起最明显,经活动后可减轻,这就是所谓的晨僵症状。但在临床中,多数患者以腰骶和髋部疼痛为首发症状,也有首先发生膝关节疼痛，或者首先发生踝关节或足跟疼痛，或首发腿痛和坐骨神经痛者。早期针灸治疗可缓解症状，延缓进程，是针灸治疗的最佳时机。强直性脊柱炎早期症状如果不能得到有效治疗，尽快控制病情，将丧失最佳治疗时机，不可避免地出现关节畸形致残。进入脊柱症状期，患者脊柱关节韧带已经骨化形成骨桥，通过针灸治疗只能达到缓解疼痛的目的。因此，强直性脊柱炎早期诊断与治疗对疾病的恢复起着决定性作用。

2.刺灸法

本病是病情较为严重的顽疾，因此，根据《黄帝内经》"病有沉浮，刺有深浅，各至其理，无过其道"的原则，针灸治疗本病要强调大剂量。由于先天禀赋不足，肾气亏乏是导致本病的首要因素，而督脉总督一身之阳，肾中之阳又可鼓舞一身之阳气的不足，督脉空虚也是发病的一个重要因素。在脊柱上"铺灸"，能直接作用于督脉及膀胱经穴。灸法艾炷要大，火气要足，并应借助暑夏之伏天（阳中之阳）炎热之气候，温通督脉及膀胱经诸俞穴，能起到强壮真元、祛邪扶正的作用，从而鼓动气血流畅。敷灸时选用材料也非常重要，常用大蒜（具有解毒散寒的作用）、麝香（具有开窍通络透骨的作用）。两药通过温热作用直接作用于督脉并逐渐吸收，故疗效较普通温灸为佳。目前，根据临床研究结果，在督脉上、膀胱经上进行大剂量的敷灸法是最为有效的刺灸法。在治疗中，要针灸并用，这样才可提高针灸的疗效。

3.患者的配合

强直性脊柱炎的发病与自身免疫力有着密切的关系。即使是急性发展期患者，如能进行科学的自我调理，也会起到防止关节畸形的作用，这就需要患者对自身的调理有一个正确的认识。在治疗强直性脊柱炎过程中，为了避免骨关节强直，必须每日进行轻微关节功能锻炼，避免关节畸形造成终身残疾。强直性脊柱炎的病因多，病程长，病情复杂多变，缓解和发作交替，疗程长达数年甚至数十年，因此，要鼓励患者持之以恒，坚持长期的治疗和功能锻炼，这对于提高和巩固针灸疗效具有十分重要的意义。

五、针灸治疗的环节和机制

1.促进循环

针灸并施疗法可以改善病变关节周围的血液循环，促进血管的舒张，增加循环血量，有利于促进局部肌腱炎症的吸收，达到缓解强直性脊柱炎患者的疼痛、增强其关节活动、避免关节骨化和骨质疏松等目的。

2.免疫调节作用

针灸可调节强直性脊柱炎患者血清中免疫球蛋白,并使网状内皮系统功能活动增强,对机体内各种特异性免疫抗体均有所增加,从而可促进局部损伤组织的修复。

3.止痛作用

针灸可通过改善微循环,促进致痛物质的排泄,促进机体分泌内源性镇痛物质,提高患者的痛阈等环节,达到止痛作用。

六、预后

强直性脊柱炎尚无根治方法,但是患者如能及时诊断、合理治疗,一般可控制症状,改善预后。目前主张本病的治疗应以非药物、药物和手术等综合治疗,缓解疼痛、发僵,控制或减轻炎症,保持良好的姿势,防止脊柱或关节变形,必要时应矫正畸形关节,以达到改善和提高患者生活质量的目的。要对患者进行疾病知识的教育和社会心理治疗,鼓励患者不间断地进行体育锻炼,维持脊柱关节的最佳位置,增强椎旁肌肉和增加肺活量;应睡硬板床,多取仰卧位,避免促进屈曲畸形的体位。枕头应低,一旦出现上胸或颈椎受累,应立即停用枕头。髋关节受累出现的关节间隙狭窄、僵直和畸形,是本病致残的主要原因,必要时可进行手术治疗。

本病在临床上表现的轻重程度差异较大,部分患者病情反复持续进展;有些患者长期处于相对静止状态,可正常工作和生活。但是一般而言,轻型患者的存活期与一般人无差别,然而骨折、心血管系统受累、肾脏淀粉样变等严重的并发症会使部分患者生存期缩短。发病年龄小,髋关节和脊柱受累较早,反复发作虹膜睫状体炎和继发性淀粉样变性,诊断延迟,治疗不及时和不合理,不坚持长期功能锻炼者,预后较差。

第九章　四肢关节伤病

第一节　肱骨外上髁炎

肱骨外上髁炎又称"网球肘"，是指因急、慢性损伤而致的肱骨外上髁周围软组织的无菌性炎症。临床上以肘关节外侧疼痛、旋前功能受限为主要特征。本病为劳损性疾病，好发于右侧，并与职业、工种有密切的关系，以反复前臂旋前、用力伸腕作业者多见，如网球运动员、木工、钳工等。本病属中医"筋伤"范畴，又称"肘劳"。

一、应用解剖

(1)肘关节由肱骨下端及尺骨、桡骨上端所组成。包括 3 个关节，即肱尺关节、肱桡关节及桡尺近侧关节。肱尺关节由肱骨滑车与尺骨半月切迹构成；肱桡关节由肱骨小头与桡骨小头凹构成；桡尺近侧关节由桡骨头的环状关节面与尺骨的桡骨切迹构成。

(2)肘关节的主要功能为伸、屈，并有协助前臂旋前、旋后功能。关节前后方覆盖的肌肉比较丰富，而两侧则无肌肉覆盖；关节囊前后部较松弛，而两侧分布的韧带坚强而紧张，防止关节向侧方移动而增强关节的稳定性。

(3)肘关节屈曲时，其后方由肱骨内、外上髁及尺骨鹰嘴 3 个骨突形成的"肘三角"呈等腰三角形；当肘关节伸直时，3 个骨突则处于同一直线上。

(4)肘关节韧带主要有 3 条。桡侧副韧带位于关节囊的桡侧，由肱骨外上髁向下延伸止于桡骨环状韧带；尺侧副韧带位于关节囊的尺侧，由肱骨内上髁向下呈扇形延伸止于尺骨滑车切迹内侧缘；桡骨环状韧带包绕桡骨小头，两端附着于尺骨桡切迹的前、后缘，有防止桡骨小头脱出的作用。

(5)由于肱骨滑车略低于肱骨小头，当肘关节伸直时呈现的 5°～15°桡偏角称为携带角。该角对持重提物具有重要作用，是肘关节脱位或骨折复位重点关注的解剖角度之一。

（6）肱骨内、外上髁及髁上嵴发出的肌肉，除肘后肌外，均非直接作用于肘关节，而主要作用于腕关节。

二、病因病机

本病多发生在前臂旋前位，做腕关节主动背伸时，突然猛力动作使前臂桡侧腕伸肌强烈收缩，最容易造成急性损伤。由于工作关系，腕关节经常在前臂旋前位做背伸性活动或单一动作，使前臂桡侧腕伸肌处于反复牵拉紧张状态，可使肌腱附着处发生积累性损伤。其病理归纳为以下几点。

（1）肱骨外上髁是前臂伸肌总肌腱的附着处。前臂伸肌强烈而急促的收缩牵拉肌肉起点，导致肱骨外上髁局部骨膜撕裂、细微骨折及创伤性炎症，尤其是桡侧腕短伸肌等的慢性撕拉伤，使肌肉起点处长期处于损伤与修复的循环中，致局部骨膜炎、滑囊炎、钙质沉聚，或桡神经分支嵌压，形成肱骨外上髁炎。

（2）肱桡关节是前臂旋转的支点。前臂反复、过度旋转，引起肱桡关节损伤，炎性渗出增多，囊内压力增高，刺激桡神经分支而引起疼痛。

（3）环状韧带维系桡骨与尺骨的稳定。前臂反复、过度旋转，使韧带附着处骨膜撕裂、出血、渗出、退变、机化，出现附着处疼痛。

中医认为，肘节外廉系手阳明经筋所络结，若因直接暴力碰撞、牵拉、扭转，伸屈旋臂，或风寒湿邪客犯筋络，致使气血瘀滞，积聚凝结，筋络黏涩，壅肿作痛，肌筋拘挛而活动受限。若节伤则节隙瘀滞，凝涩屈伸，旋转不利，发为本病。

三、诊断

1.症状

（1）好发于妇女和手工操作者，大部分患者无明显外伤史。

（2）肘关节桡侧疼痛，可沿前臂桡侧或拇指放散性疼痛，疼痛的诱发与肘、腕关节功能位密切相关，腕关节背伸及前臂旋后位动作（如拧毛巾、扫地、搅拌、投掷等）易诱发。

（3）旋转前臂，背伸腕关节，握物无力。

2.体征

（1）压痛：肱骨外上髁压痛，为桡侧腕短伸肌起点损伤；肱骨外上髁上方压痛，为桡侧腕长伸肌损伤；肱桡关节处压痛，为肱桡关节滑囊损伤；桡骨小头附近压痛，可能为环状韧带或合并桡侧副韧带损伤。伴有前臂桡侧伸腕肌群痉挛、广泛压痛。

（2）局部肿胀：肱骨外上髁局部肿胀，可触及活动的假性滑囊。

（3）特殊检查：网球肘试验阳性。

3.辅助检查

X线检查一般无异常，部分患者可见肱骨外上髁部粗糙或钙化影。

四、鉴别诊断

1.桡管综合征

痛点在由肱桡肌和桡侧腕长、短伸肌肌腹构成的可移动的软组织块的中点，主动伸指伸腕运动的同时，检查者屈曲患者中指会诱发疼痛，前臂抗阻力旋后可诱发症状。

2.肱骨内上髁炎

特点为肱骨内上髁处的疼痛与压痛。若前臂外旋、腕关节背伸时，被动伸直肘关节可引起局部疼痛加剧，Mills试验阴性。

五、治疗

1.治疗原则

舒筋通络，活血止痛。

2.手法

一指禅推法、滚法、按法、揉法、拿法、弹拨法、擦法等。

3.取穴与部位

曲池、手三里、外关、阿是穴，以及前臂、上臂肌群。

4.操作

（1）患者取坐位或仰卧位，将前臂旋前屈肘放于软枕上。医者用滚法、按揉法在患肘部至前臂桡侧往返操作，时间约5分钟，以舒筋通络。

（2）继上势，医者在肱骨外上髁处用一指禅推法和弹拨法交替做重点治疗，并按揉曲池、手三里、外关、阿是穴，配合沿前臂腕伸肌往返提拿，时间约5分钟，以活血止痛。

（3）继上势，医者一手拇指按压肱骨外上髁处，其余四指握住肘关节内侧部，另一手握住其腕部做对抗牵引拔伸肘关节片刻，然后于肘关节完全屈曲位，前臂旋前至最大幅度时，快速向后伸直肘关节形成顿拉，连续操作3次，使假性滑囊撕破。

(4)继上势,医者用拇指自肱骨外上髁向前臂桡侧腕伸肌做指推法,操作8～10次,再以患肘至前臂桡侧施掌擦法,以透热为度。

(5)继上势,医者用掌揉法揉肱骨外上髁,搓揉肘部,牵抖肘部。

六、注意事项

(1)本病以肱骨外上髁肿胀、疼痛及活动受限为诊断要点。

(2)推拿治疗本病以舒筋通络、理筋活血、促进炎症水肿吸收为主,以达到缓解疼痛的目的。急性期患者疼痛剧烈,手法宜轻柔缓和,以止痛为主;治疗期间应制动,避免做腕部用力背伸动作。

(3)顽固性疼痛者,可做局部封闭或针刀治疗。

七、疗效评定

1.治愈

疼痛、压痛消失,持物无疼痛,肘部活动自如。

2.好转

疼痛减轻,肘部功能改善。

3.未愈

症状无改善。

第二节　桡骨茎突狭窄性腱鞘炎

桡骨茎突狭窄性腱鞘炎是指因腕及拇指经常用力过度或劳损,而致拇长展肌腱与拇短伸肌腱在桡骨茎突部腱鞘因机械性摩擦而引起的慢性无菌性炎症,出现以桡骨茎突处肿胀、疼痛、活动受限为特点的病证。狭窄性腱鞘炎在手腕、手指、踝、趾等部位均可发生,但以桡骨茎突部最为多见。本病多发于腕部频繁活动者,女性发病率较男性高,男女之比约为1∶6。本病属中医"筋痹"或"筋凝症"范畴。

一、应用解剖

1.腱鞘

腱鞘是保护肌腱的滑囊,可分为两层,外层为纤维性鞘膜,内层为滑液膜。滑液膜亦分为壁层和脏层,壁层衬于纤维性鞘膜之内面,脏层则覆于肌腱表面。脏层与壁层两端形成盲端,层间含有少量滑液,具有润滑和保持肌腱的作用,可减少肌腱活动时的摩擦,保证肌腱润滑。

2.桡骨茎突

其表面有一浅而狭的骨腱沟,腱沟浅窄而粗糙不平,上面覆以腕背侧韧带形成一纤维性鞘管,拇长展肌腱和拇短伸肌腱共同通过鞘管后,以105°折角分别止于拇指近节指骨和第1掌骨,故当拇指与腕部活动时,上述折角增大而产生肌腱与腱鞘间的摩擦。女性的折角较男性大。

二、病因病机

1.慢性劳损

在日常生活与生产劳动中,腕部及拇指的频繁活动引起拇长展肌腱和拇短伸肌腱在纤维性鞘管中的过度摩擦是导致本病的主要原因。桡骨茎突表面的纤维性鞘管的伸展空间有限,拇指内收和腕关节过度尺偏动作使肌腱走行方向发生角度改变,引起肌腱、腱鞘的损伤性炎症。

2.寒湿侵袭

在寒湿等外因刺激下,肌肉痉挛,增加了肌腱的张力,肌腱与腱鞘间机械性摩擦力增强,早期发生充血,水肿、渗出等无菌性炎症反应,腱鞘因水肿受挤压而变细,两端增粗形成葫芦状,以致肌腱从腱鞘内通过变得困难,影响拇指的功能活动,可产生交锁现象。迁延日久则发生慢性结缔组织增生、肥厚、粘连等变化。由于腱鞘的增厚致使腱鞘狭窄,腱鞘与肌腱间亦可发生不同程度的粘连,活动障碍更为明显。

中医认为,因拇指频繁屈伸,或因积劳损伤,或因挫伤其筋,致使手阳明经筋受损,肌筋挛急,气滞血瘀,津液涩竭,久则黏结为病。

三、诊断

1.症状

(1)一般无明显外伤史,但有慢性劳损或受寒史。起病缓慢,早期仅感局部酸痛,腕部无力。

(2)腕背桡骨茎突及拇指掌指关节部疼痛,初起较轻,逐渐加重,可放散到肘部及拇指,严重时局部有酸胀感或烧灼感,遇寒冷刺激或拇指活动时疼痛加剧。

(3)拇指活动无力,伸拇指或外展拇指活动受限,常突然处于某一位置不能活动,日久可引起大鱼际萎缩。

2.体征

(1)肿胀:桡骨茎突处轻度肿胀,可触及条索状筋结,质似软骨状。

(2)压痛:桡骨茎突部明显压痛。

(3)摩擦感:拇指做外展、背伸时,可触及桡骨茎突处有摩擦感或闻及摩擦音,功能障碍常固定在拇指活动到某一位置时,待肌腱有摩擦跳动后则又能活动。

(4)特殊检查:屈拇握拳试验阳性。

四、鉴别诊断

1.腕关节损伤

多有明显的外伤史,腕部疼痛、肿胀明显,甚至瘀血,腕关节活动受限,活动时疼痛加剧。

2.腕舟骨骨折

有明显外伤史,腕桡侧深部疼痛,鼻咽窝部肿胀及压痛,第1、第2掌骨远端腕部叩击痛阳性,可通过 X 线明确诊断。

五、治疗

1.治疗原则

舒筋活血,消肿止痛,松解粘连。

2.手法

一指禅推法、点法、按法、揉法、拔伸法、弹拨法、擦法等。

3.取穴与部位

手三里、偏历、阳溪、列缺、合谷,桡骨茎突部及前臂桡侧部。

4.操作

(1)患者坐位或仰卧位。患腕下垫软枕,小鱼际置于枕上,医者先于前臂桡侧伸肌群施一指禅推法往返操作,然后点按手三里、偏历、阳溪、列缺、合谷等穴,时间约 5 分钟,以舒筋活血。

(2)继上势,医者用轻快柔和的弹拨法沿前臂拇长展肌与拇短伸肌到第 1 掌骨背侧,做上下往返治疗。然后,医者以一手握住患腕,另一手握其拇指做拔伸法,同时配合做拇指的外展、内收活动,缓缓摇动腕关节,时间约 5 分钟,以消肿止痛。

(3)继上势,以右侧为例,医者以右手食、中二指夹持患者拇指近侧节,用拇指及食指持握其他四指向下牵引,以理顺肌筋,扩张筋隙;在右手的持续牵引下,医者将患腕向尺侧极度偏屈,左手拇指压于桡骨茎突处的拇短伸肌与拇长展肌的腱鞘,拇指用力向掌侧推按挤压,手腕同时向掌侧屈曲,继而背伸。随后拇指在原处轻轻揉按,时间约 3 分钟,以松解粘连,散结止痛。

(4)继上势,医者以桡骨茎突为中心涂上介质,施掌擦法,以透热为度;然后患者屈肘 45°,医者自拇指根沿桡骨茎突向前臂施掌推法,以利渗出液吸收。

六、注意事项

(1)本病以桡骨茎突处肿胀、疼痛、活动受限为诊断要点。

(2)推拿治疗手法应柔和,避免刺激量过大。注意局部保暖,可配合热敷及外敷膏药,避免寒冷刺激。后期应鼓励患者主动功能锻炼,可防止肌腱和腱鞘粘连。

(3)对有茎突腱鞘粘连而推拿效果欠佳者,可用针刀松解。

七、疗效评定

1.治愈

腕桡侧肿痛及压痛消失,功能恢复,握拳尺偏试验阴性。

2.好转

腕部肿痛减轻,活动时轻微疼痛,握拳尺偏试验(±)。

3.未愈

症状无改善。

第三节　腕关节扭伤

腕关节扭伤又称腕关节软组织损伤,是指跌仆时用手掌或手背撑地,或用力过猛,迫使腕部过度背伸、掌屈及扭转,造成腕关节周围韧带、肌肉、肌腱、关节囊等软组织牵拉损伤,严重时韧带、肌肉撕裂,甚至关节脱位。临床以腕关节周围肿胀、疼痛、功能障碍为主要特征。本病属中医"伤筋"范畴。

一、应用解剖

(1)腕关节是人体关节中结构最复杂的关节,这种复杂的结构有利于手部功能的发挥,也是上肢承受力量的缓冲区域。

（2）腕关节是由桡尺骨下端和掌骨之间的两排横向腕骨组成。近端腕骨包括舟状骨、月骨、三角骨和豌豆骨，远端腕骨有大多角骨、小多角骨、头状骨和钩骨。

（3）腕骨在纵向排列上分为内、中、外三行。中间行是头骨和月骨，连接桡骨与掌骨，伸屈腕关节的肌肉多附着于中间行远侧的掌骨；外侧行由舟状骨和大、小多角骨组成，主司腕桡尺关节活动；内侧行由三角骨与钩骨组成，腕关节的旋转活动由此行完成。

（4）活动腕关节的肌肉共有 6 块。背侧有桡侧腕长伸肌、桡侧腕短伸肌和尺侧伸腕肌；掌侧有尺侧腕屈肌、桡侧腕屈肌和掌长肌。腕屈肌的力量大于腕伸肌，二者间的力量对比约为 13∶5。指伸肌和指屈肌亦有使腕关节伸屈的功能。

（5）腕关节的稳定性取决于其周围的韧带。掌侧腕韧带较背侧腕韧带更为强大，是腕关节稳定的主要结构，腕骨间均由韧带连接。

（6）腕关节韧带的损伤程度主要取决于以下几种情况：①腕部的 3 个活动链主要部位的负荷情况；②负荷量的大小及持续时间；③腕部的活动范围。

二、病因病机

腕部结构复杂，软组织众多，活动频繁，因此极易发生扭伤，常由于在工作劳动、体育运动过程中，或不慎跌仆，手掌猛力撑地，腕关节突然过度背伸、掌屈或扭转，使腕关节超越了正常活动范围；或因持物而突然旋转及伸屈腕关节；或因暴力直接打击，致使韧带、肌腱、关节囊受损。轻者出血，关节周围的韧带撕裂；重者肌腱撕裂，韧带完全断裂。当暴力过大时，可合并发生韧带撕脱、骨关节脱位。由于损伤的作用机制不同，所造成损伤的部位也各不相同。常见损伤的部位有腕掌侧韧带、腕背侧韧带、腕桡侧副韧带和腕尺侧副韧带，其相应部位疼痛明显。

中医认为，腕节乃多气少血之节，筋多而长，肉少而薄，为手六经起循之处，故活动灵巧而有力。若因跌仆冲撞，持物受力，牵拉扭转，或因积劳损伤，腕节错动，肌筋拘挛，气滞血瘀，则为肿为痛，功能障碍。

三、诊断

1.症状

（1）有明确的腕关节扭挫伤史或慢性劳损史。

（2）急性损伤时，腕部疼痛，关节肿胀，皮下瘀青；慢性损伤时，握持力减弱，运动不灵活，疼痛较轻，仅在某一姿势或大幅度活动时诱发疼痛加重。

（3）桡骨茎突部疼痛多为桡侧副韧带损伤；尺骨茎突部疼痛多为尺侧副韧带损伤；腕背伸疼痛或掌屈疼痛多为掌、背侧副韧带损伤或屈、伸肌腱损伤。

2.体征

（1）压痛：腕关节及周围压痛：①腕背侧韧带损伤，压痛点常在桡腕背侧韧带处。②腕掌侧韧带损伤，压痛点常在桡腕掌侧方韧带处。③腕桡侧副韧带损伤，压痛点常在桡骨茎突处。④腕尺侧副韧带损伤，压痛点常在尺骨小头处。

（2）活动受限：腕关节活动功能受限：①腕背侧韧带损伤，腕掌屈时疼痛，活动受限。②腕掌侧韧带损伤，腕背伸时疼痛，活动受限。③腕桡侧副韧带损伤，腕尺屈时疼痛，活动受限。④腕尺侧副韧带损伤，腕桡屈时疼痛，活动受限。腕关节各向运动功能均可出现受限现象。腕关节活动时可有响声，部分患者可出现关节积液。

3.辅助检查

X线检查可排除桡、尺骨远端骨折，舟状骨骨折，月骨骨折或脱位，三角骨背侧撕脱骨折等。

四、鉴别诊断

1.腕骨、尺桡骨骨折

相应骨折处疼痛，肿胀瘀青，关节畸形，压痛，骨擦音，异常活动，挤压试验阳性，X线可明确诊断。

2.月骨骨折及脱位

月骨及舟状骨处压痛明显、肿胀，韧带有松弛感，正中神经受压时，手部运动或感觉功能障碍。

3.三角纤维软骨盘撕裂

下尺桡关节背侧有持续性疼痛及压痛，突然旋转或用力抗旋转时疼痛，有时可闻及响声。

五、治疗

1.治疗原则

急性损伤：活血祛瘀，消肿止痛；慢性损伤：理筋通络，滑利关节。

2.手法

一指禅推法、按揉法、摩法、弹拨法、摇法、拔伸法、擦法等。

3.取穴与部位

内关、外关、阳谷、阳溪、大陵、阳池、腕骨、太渊及腕关节部。

4.操作

(1)患者取坐位,损伤侧朝上,腕下垫枕。医者根据伤处所属经络,依经选取相应腧穴,采用一指禅推法、按揉法在损伤局部周围施术,逐渐移向伤痛处,最后吸定在痛处操作,时间约8分钟,以活血祛瘀,消肿止痛。

(2)继上势,医者一手持腕,一手沿损伤组织行轻柔的弹拨,弹拨方向与肌腱方向垂直,时间约3分钟,以消肿散瘀,理筋通络。

(3)继上势,医者一手握其前臂下端,一手握其手的掌骨部,做腕关节的拔伸摇动3～5次;再做腕关节的旋转、背伸、掌屈、侧偏等动作3～5次,以理筋通络,滑利关节。

(4)继上势,医者在腕关节损伤侧用掌擦法治疗,以透热为度。局部可加用湿热敷。

六、注意事项

(1)推拿治疗应在排除骨折、脱位、肌腱完全断裂后才能进行。

(2)急性损伤局部肿胀、皮下出血严重者,应及时给予冷敷或加压包扎,防止出血过多。推拿治疗应在损伤后24～48小时进行。

(3)损伤初期手法宜轻柔缓和,以免加重损伤;损伤后期手法宜深沉,促进损伤由内向外修复。治疗期间注意局部保暖,可佩戴"护腕"保护。

七、疗效评定

1.治愈

腕部肿痛消失,无压痛,腕关节活动自如。

2.好转

腕部肿痛减轻,活动时仍有不适。

3.未愈

症状无改善。

参考文献

[1]黄桂成,王拥军.中医骨伤科学.北京:中国中医药出版社,2016.

[2]詹红生,冷向阳.中医骨伤科学.北京:人民卫生出版社,2015.

[3]樊粤光,王拥军.中医骨伤科学基础.北京:中国中医药出版社,2015.

[4]石学敏.针灸推拿学(第2版).北京:中国中医药出版社,2018.

[5]詹红生,何伟.中医骨伤科学(第2版).北京:人民卫生出版社,2016.

[6]刘钟华,赵长伟,闻辉.中医骨伤科学.北京:科学出版社,2018.

[7]李波,卢勇.中医骨伤科学.北京:科学出版社,2018.

[8]梁繁荣.针灸推拿学.北京:中国中医药出版社,2016.

[9]吕美珍.针灸推拿技术.济南:山东人民出版社,2010.

[10]伍利民.针灸推拿技术.北京:人民卫生出版社,2015.

[11]方剑乔,吕立江.针灸推拿临床诊疗基础.北京:中国中医药出版社,2017.

[12]吴明,张佑平,陈跃.常见骨伤病中医外治妙法经典荟萃.武汉:华中科技大
学出版社,2013.

[13]刘宝林.针灸治疗(第4版).北京:人民卫生出版社,2018.

[14]赵宗仙.实用临床针灸推拿治疗学.西安:西安交通大学出版社,2014.

[15]王宏斌.常见病针灸与推拿治疗.长春:吉林科学技术出版社,2017.

[16]杜培学.临床常见病针灸推拿与康复治疗.上海:上海交通大学出版
社,2018.